骨伤科影像学配套习题集

主 编 黄耀华

副主编 陈一明 何建灵

中国医药科技出版社

内 容 提 要

　　这是一本与全国高等中医药院校最新版教材《骨伤科影像学》相配套的习题集，各章节与新版教材相对应，内容涵盖骨伤与骨病影像学诊断各个方面的知识，由名词解释、填空题、是非判断题、单项选择题、多项选择题和问答题六种题型组成，并附有参考答案。书末另附有三套模拟测试题，供学生自我检测知识掌握水平之用。书中题目根据最新教学大纲的要求，紧密结合课程内容进行编写，题型多样，考点全面，重点突出，针对性强。适用于医学院校相关专业学生及从事骨科、影像科工作的临床医生参考学习。

图书在版编目（CIP）数据

　　骨伤科影像学配套习题集 / 黄耀华主编 . —北京：中国医药科技出版社，2017.11
　　ISBN 978 - 7 - 5067 - 9880 - 8

　　Ⅰ.①骨…　Ⅱ.①黄…　Ⅲ.①骨损伤 - 影象诊断 - 中医学院 - 习题集
Ⅳ.①R683.04 - 44

　　中国版本图书馆 CIP 数据核字（2018）第 009832 号

美术编辑　陈君杞
版式设计　张　璐

出版　中国医药科技出版社
地址　北京市海淀区文慧园北路甲 22 号
邮编　100082
电话　发行：010 - 62227427　邮购：010 - 62236938
网址　www.cmstp.com
规格　787 × 1092mm $\frac{1}{16}$
印张　13 $\frac{3}{4}$
字数　226 千字
版次　2017 年 11 月第 1 版
印次　2017 年 11 月第 1 次印刷
印刷　北京市密东印刷有限公司
经销　全国各地新华书店
书号　ISBN 978 - 7 - 5067 - 9880 - 8
定价　**38.00 元**

　　《骨伤科 X 线诊断学配套习题集》自 2005 年出版至今已 10 余年，在此期间，医学影像学取得了令人瞩目的进步，包括 CT 和 MRI 在内的现代影像学技术在骨伤科也得到了广泛的应用，由于影像学知识的不断更新，作为骨伤科专业重要课程的《骨伤科 X 线诊断学》也因被赋予了许多影像学新内容而更名为《骨伤科影像学》。为顺应教材的改革，同时为更好地满足骨伤科专业学生的需要，编者认为很有必要对初版习题集进行修订。

　　新编的《骨伤科影像学配套习题集》秉承了初版编写特点和风格，根据最新教学大纲的要求，紧密结合新课程内容进行编写，各章节与新版教材相对应，内容涵盖骨伤科影像学诊断各个方面的知识，由名词解释、填空题、是非判断题、单项选择题、多项选择题和问答题六种题型组成，并附有参考答案。书末另附有三套模拟测试题，供学生自我检测知识掌握水平之用。书中题量丰富，题型多样，考点全面，重点突出，针对性强。适用于医学院校相关专业学生及从事骨科、影像科工作的临床医生参考学习。

龚耀华

2017 年 10 月于广州中医药大学第一附属医院

目录

第一章 绪 论

习题部分

一、名词解释

1. 骨骺板
2. 骨龄
3. 副骨
4. 生长障碍线
5. 骨质破坏
6. 骨质增生硬化
7. 骨膜增生

8. 软骨钙化
9. 骨内矿物质的沉积
10. 关节破坏
11. 骨性强直
12. 多平面重组
13. 骨密度测定

二、填空题

1. 骨骼的化学成分包括_____、_____和_____。

2. 骨与软骨均属结缔组织，各种结缔组织皆由_____衍化而来。

3. 骨组织的细胞包括_____、_____、_____和_____。

4. 哈氏系统由_____和以其为中心而彼此相互平行的_____构成。

5. 骨的骨化包括_____、_____和_____三种方式。

6. 躯干和四肢骨属于_____成骨，颅顶骨属于_____成骨。

7. 长骨纵径的生长在_____中进行，而横径的生长则在_____中进行。

8. 影响骨生长与发育的维生素主要有_____、_____和_____。

9. 小儿长骨由_____、_____、_____和_____组成。

10. 骨皮质外 1/3 的血供主要来源于_____，而骨皮质内 2/3 的血供主要来源于_____。

11. 椎间盘主要由_____、_____及_____三部分组成。

12. 椎弓是椎体后方半环形骨环，由_____和_____组成。

13. 籽骨产生于骨骼附近的_____中，多呈圆形或椭圆形，以_____部多见。

14. 骨膜增生又称骨膜反应，根据外观形态分为_____、_____、_____、

　　　　　　_____以及_____。

15. 骨密度减低的改变包括_____、_____、_____。

16. 关节基本病变的 X 线表现包括_____、_____、_____、_____以及_____。

17. CT 图像后处理技术包括_____、_____、_____。

18. 脂肪抑制技术包括_____、_____、_____。

19. 骨密度有许多测量方法，常用的有：_____、_____。

三、是非判断题

1. 骨质疏松表现为骨端松质骨的骨小梁数目减少，骨小梁增粗，骨小梁间隙增宽。（　　）

2. 骨质破坏区边缘清楚锐利，常提示为急性、进展性或恶性的病变。（　　）

3. 骨质软化是指单位体积内骨基质和矿物质含量同时减少。（　　）

4. 籽骨产生于骨骼附近的肌腱中，多呈圆形或椭圆形，以手、足部多见。（　　）

5. 颅顶骨和颅面骨属于混合型成骨。（　　）

6. 正常骨膜在 X 线片上表现为与骨干平行的线状阴影。（　　）

7. 骨岛通常分布在松质骨内，以腕部及足部多见。（　　）

8. 四肢骨端看到生长障碍线，通常提示骨矿物质代谢出现异常。（　　）

9. 纤维性关节强直不能单凭 X 线的征象来诊断，须结合临床才能确诊。（　　）

10. 松质骨与密质骨一样也有哈氏系统。（　　）

11. 松质骨的破坏常表现为高信号的骨髓被较低信号或混杂信号所代替。（　　）

四、单项选择题（在备选答案中选择 1 个最佳答案，并把标号写在题后的括号内）

1. 原始骨化中心在胚胎期出现的时间是（　　）
   A. 3 周后　　　　　　　　B. 5 周后　　　　　　　　C. 7 周后
   D. 8 周后　　　　　　　　E. 10 周后

2. 骨的发育开始于（　　）
   A. 出生后　　　　　　　　B. 胚胎期　　　　　　　　C. 幼儿期
   D. 儿童期　　　　　　　　E. 青春期

3. 属膜内成骨的骨骼是（　　）
   A. 颅顶骨及颅面骨　　　　B. 脊椎骨　　　　　　　　C. 四肢骨
   D. 不规则骨　　　　　　　E. 以上均是

4. 属混合成骨的骨骼有（　　）
   A. 四肢骨　　　　　　　　B. 脊椎骨　　　　　　　　C. 锁骨

D. 颅顶骨 　　　　　　　E. 听小骨

5. 长骨纵径生长在下列哪项中进行（　　）

 A. 骨骺板 　　　　B. 干骺端 　　　　C. 骨干

 D. 骨骺 　　　　　E. 骨膜

6. 长骨横径生长在下列哪项中进行（　　）

 A. 骨骺板 　　　　B. 干骺端 　　　　C. 骨干

 D. 骨骺 　　　　　E. 骨膜

7. 继发骨化中心位于骨干的（　　）

 A. 中央 　　　　B. 骨皮质内 　　　　C. 骨松质内

 D. 骨髓腔内 　　　E. 远侧端及近侧端

8. 骨骺位于（　　）

 A. 近侧干骺端 　　　B. 远侧干骺端 　　　C. 骨骺板

 D. 长骨未完全发育的两端 　E. 骨干

9. 二次骨化中心的结构是（　　）

 A. 松质骨 　　　　B. 密质骨 　　　　C. 软骨

 D. 结缔组织 　　　E. 皮质骨

10. 骨骺板的结构属于（　　）

 A. 松质骨 　　　　B. 密质骨 　　　　C. 软骨

 D. 先期钙化带 　　　E. 皮质骨

11. 干骺端是指（　　）

 A. 成人长骨骨干两端较粗大的部分

 B. 小儿长骨未完成发育的两末端

 C. 成人长骨的两个骨端

 D. 成人长骨的远端

 E. 小儿长骨骨干两端较粗大的部分

12. 小儿出生时不能看到骨骺的部位是（　　）

 A. 股骨下端 　　　B. 胫骨上端 　　　C. 股骨上端

 D. 肱骨上端 　　　E. 腕骨

13. 儿童长管状骨由四部分组成，下列哪项不包括在内（　　）

 A. 骨骺 　　　　B. 骨骺板 　　　　C. 干骺端

 D. 骨端 　　　　E. 骨干

14. 腕部骨化中心在 1 周岁内出现的是（　　）

 A. 舟骨和月骨 　　　B. 大多角骨和小多角骨 　　　C. 头状骨和钩状骨

D. 三角骨和头状骨　　　　E. 舟骨和三角骨

15. 下列腕骨中最后一个骨化的是（　　）

    A. 头状骨　　　　　　B. 舟骨　　　　　　C. 大多角骨

    D. 豆状骨　　　　　　E. 月骨

16. 下列关于骨骼化学组成的说法，哪项有误（　　）

    A. 骨骼中含有水、有机物质和无机物质

    B. 水在骨骼中的含量是 20%~25%

    C. 骨骼中水的含量由胎儿至老年逐渐增多

    D. 骨的硬度和脆度因水的含量减少而增高

    E. 骨骼固体成分中有机物质约占 40%，无机物质约占 60%

17. 正常人 100ml 血清中钙、磷含量乘积为（　　）

    A. 30　　　　　　　　B. 40　　　　　　　C. 35

    D. 45　　　　　　　　E. 50

18. 正常儿童关节间隙较成人宽，其原因是（　　）

    A. 儿童期的关节滑膜较薄

    B. 儿童期的关节腔较宽

    C. 骺软骨较薄

    D. 先期钙化带较发达

    E. 骨端覆盖软骨增厚

19. 关节最基本的结构是（　　）

    A. 关节腔、关节软骨、关节盘

    B. 关节腔、关节软骨、关节囊

    C. 关节面、关节软骨、关节囊

    D. 关节面、关节盘、关节腔

    E. 关节面、关节腔、关节囊

20. 关于椎间孔的 X 线影像学特征，下列哪项是正确的（　　）

    A. 颈、腰椎椎间孔均在斜位上显示最清楚

    B. 颈椎椎间孔在侧位上显示最清楚

    C. 腰椎椎间孔在斜位上显示最清楚

    D. 颈、腰椎椎间孔均在侧位上显示最清楚

    E. 颈椎椎间孔在斜位上显示清楚，腰椎椎间孔在侧位上显示清楚

21. 关于椎间盘的说法，哪项不对（　　）

    A. 构成椎间盘的软骨主要是弹性软骨

B. 椎间盘由纤维环、髓核和软骨板三部分组成

C. 椎间盘是一个无血管的组织

D. 胸椎椎间盘前后厚度基本一致

E. 椎间盘以腰部最厚

22. 籽骨最多见于（   ）

    A. 肩部   B. 肘部   C. 膝部

    D. 腰部   E. 手、足部

23. 致密骨岛一般可呈圆形或卵圆形，其直径多为（   ）

    A. 1～2mm   B. 2～4mm   C. 3～4mm

    D. 4～5mm   E. 4～6mm

24. 下列哪项于病理状态下在 X 线平片上可看到其影像（   ）

    A. 骨皮质   B. 骨膜   C. 骨松质

    D. 骨髓腔   E. 营养孔

25. X 线透视在骨关节诊断中的应用是（   ）

    A. 骨折脱位的整复及金属异物的寻找和定位

    B. 清晰显示骨纹结构

    C. 显示低密度异物和软组织层次

    D. 对部位厚、层次多的结构显示更佳

    E. 对青枝骨折显示优于 X 线摄片

26. 骨关节 X 线检查，分辨力最高的是（   ）

    A. 透视   B. 摄影   C. CT

    D. 高千伏摄影   E. 体层摄影

27. 对于 25 岁男性的正常小腿 X 线摄片，下列哪项正确（   ）

    A. 胫骨近端骨骺清晰可见

    B. 胫骨近端初期钙化带模糊

    C. 胫骨近端骨性关节面光滑

    D. 胫骨近端骨骺板宽达 0.5cm

    E. 胫骨近端干骺端轮廓清楚

28. 关于四肢关节的描述，哪项是正确的（   ）

    A. 关节间隙代表关节腔

    B. X 线所见关节间隙包括关节软骨及其间的真正微小间隙和少量滑膜液

    C. 小儿的关节间隙较成人的狭窄

    D. 随年龄的增长，小儿的关节间隙逐渐加宽

E. 关节软骨及关节囊可以在 X 线片上显示明显

29. 关节软骨的描述,下列哪项是错误的 （   ）

A. 成年长骨只有骨干和骨端

B. 小儿长骨的主要特点是骺软骨,且未完全骨化

C. 小儿长骨的骺软骨表现为小点状骨性致密影

D. 出生时,长骨骨干已大部分骨化

E. 干骺部为骨干两端的较粗大部分,由松质骨形成

30. 指出下列说法正确者 （   ）

A. 关节间隙就是关节腔

B. 关节间隙包括关节软骨、关节盘软骨和关节腔

C. 以骨骺线为界,骨骺和干骺端完全分离

D. 骨干周围是骨皮质,X 线检查不能观察骨皮质内面

E. 周围软组织改变与骨关节疾病无关。

31. 下列说法中,不妥的是 （   ）

A. X 线所见关节面实际为骨端骨皮质

B. 关节滑膜肿胀时可显影

C. 正常骨膜不显影

D. 关节破坏性病变时,关节面骨皮质极易受累

E. 正常关节滑膜不显影

32. 下述关于 X 线脊椎摄片的说法均正确,除外 （   ）

A. 正位片,椎弓根的上、下为上下关节突的影像

B. 正位片,棘突投影于椎体中央偏下方

C. 相邻两个椎体之间的横形透亮间隙为椎间隙

D. 侧位片,上关节突在后方,下关节突在前方

E. 侧位片,椎体位居前方,椎弓位居后方

33. 有关脊椎生理弯曲的说法,错误的是 （   ）

A. 颈椎向前弯曲　　　B. 胸椎向后弯曲　　　C. 腰椎向后弯曲

D. 骶椎向后弯曲　　　E. 脊椎的四个生理弯曲共同构成双 "S" 状

34. 关于骨质疏松的说法,正确的是 （   ）

A. 有机成分减少,钙盐正常

B. 有机成分和钙盐均减少

C. 有机成分减少,钙盐增多

D. 有机成分正常,钙盐减少

E. 有机成分和钙盐均增多

35. 关于骨质疏松的观点，不正确的是（　　）

    A. 骨质疏松也称骨质稀疏

    B. 骨的有机成分和无机成分同时减少

    C. 骨质正常，化学成分不变

    D. 骨质异常，化学成分改变

    E. 原因是骨基质缺乏

36. 下列不符合骨质疏松 X 线表现的是（　　）

    A. 骨密度减低

    B. 松质骨中骨小梁数目明显减少

    C. 松质骨中骨小梁间隙变窄

    D. 长骨皮质变薄

    E. 骨髓腔增宽

37. 关于骨质疏松的 X 线表现，下列哪项正确（　　）

    A. 骨骼变形　　　　　B. 骨质破坏　　　　　C. 骨小梁模糊

    D. 出现假性骨折线　　E. 骨密度减低

38. 骨质疏松不见于下列哪种疾病（　　）

    A. 佝偻病　　　　　　B. 坏血病　　　　　　C. 甲状旁腺功能亢进症

    D. 类风湿关节炎　　　E. 甲状腺功能亢进症

39. 下列哪项不是骨质软化的 X 线表现（　　）

    A. 骨质密度减低

    B. 骨小梁和骨皮质边界清楚

    C. 骨小梁稀疏、粗糙

    D. 可见假性骨折线

    E. 假性骨折线对称性存在于某些特定部位

40. 骨样组织的钙盐沉积发生障碍所导致的基本病变是（　　）

    A. 骨质破坏　　　　　B. 骨质疏松　　　　　C. 骨质软化

    D. 骨质增生　　　　　E. 骨膜反应

41. 一定单位体积内骨组织有机成分正常，而钙盐含量减少，见于（　　）

    A. 骨质破坏　　　　　B. 骨质疏松　　　　　C. 骨质软化

    D. 骨质关节退行性变　E. 骨质增生硬化

42. 骨质软化不见于下列哪种疾病（　　）

    A. 佝偻病　　　　　　B. 甲状腺功能亢进症　C. 骨质软化症

D. 肾功能不全　　　　　　E. 甲状旁腺功能亢进症

43. 骨质破坏的 X 线表现，哪一项不正确（　　　）

　　A. 局部骨质密度减低

　　B. 骨小梁模糊消失

　　C. 骨皮质缺损

　　D. 病变区边界清楚或模糊

　　E. 恶性病变多数边缘清楚

44. 骨质破坏的常见病变，哪一项不包括在内（　　　）

　　A. 化脓性骨髓炎　　　　B. 骨结核　　　　C. 骨肿瘤

　　D. 类风湿关节炎　　　　E. 骨折

45. 有关骨质破坏 X 线改变的论述，错误的是（　　　）

　　A. 骨质破坏表现为局限性骨质密度减低

　　B. 破坏缺损区内骨小梁模糊消失

　　C. 良性病变多数呈囊状或囊状膨胀性破坏

　　D. 恶性病变多数边界模糊不清

　　E. 根据破坏区大小可判断病变的良、恶性

46. 单位体积内骨量的增多即是（　　　）

　　A. 骨质增生硬化　　　　B. 骨质疏松　　　　C. 骨膜增生

　　D. 骨质坏死　　　　　　E. 骨质软化

47. 下列为骨质增生的病因，但需除外（　　　）

　　A. 慢性炎症　　　　　　B. 维生素 D 缺乏症　　　　C. 成骨性骨肿瘤

　　D. 外伤　　　　　　　　E. 某些代谢或内分泌障碍

48. 骨质增生硬化是指一定单位体积内（　　　）

　　A. 骨量增多　　　　　　B. 骨量减少　　　　C. 有机成分增多

　　D. 无机成分减少　　　　E. 矿物质增多

49. 下列不符合骨质增生硬化 X 线表现的是（　　　）

　　A. 骨质密度增高

　　B. 皮质增厚致密

　　C. 骨干轮廓增粗、髓腔闭塞

　　D. 松质骨骨小梁增多、增粗

　　E. 骨骼弯曲变形

50. 骨质增生硬化大多数表现为（　　　）

　　A. 局限性　　　　　　　B. 弥漫性　　　　C. 中心性

D. 周围性　　　　　　E. 对称性

51. 正常情况下骨膜的 X 线表现是（　　　）

　　A. 与骨皮质平行的线状阴影

　　B. 与骨皮质平行的层状阴影

　　C. 不显影

　　D. 与骨皮质垂直的针状阴影

　　E. 在骨皮质表面呈放射状阴影

52. 早期病变的骨膜增生多数呈（　　　）

　　A. 线状　　　　　　B. 葱皮状　　　　　　C. 花边状

　　D. 垂直状　　　　　E. 放射状

53. 骨膜显影即提示（　　　）

　　A. 骨内或其周围有病变　　B. 不一定有病变　　C. 存在骨折

　　D. 存在骨感染　　　　　　E. 存在骨肿瘤

54. 下列均为常见骨膜增生的 X 线表现，除外（　　　）

　　A. 线状　　　　　　B. 葱皮状　　　　　　C. 花边状

　　D. 垂直状　　　　　E. 团块状

55. 局部骨组织血流供应中断可导致（　　　）

　　A. 骨质疏松　　　　B. 骨质软化　　　　　C. 骨质破坏

　　D. 骨质坏死　　　　E. 骨质增生硬化

56. 矿物质主要沉积在（　　　）

　　A. 骨骺　　　　　　B. 干骺端　　　　　　C. 骨骺板

　　D. 骨髓腔　　　　　E. 骨干

57. 骨内矿物质沉积的 X 线表现为（　　　）

　　A. 干骺端横向的带状或线状致密阴影

　　B. 广泛骨密度增高

　　C. 广泛骨密度减低

　　D. 干骺端杯口状凹陷

　　E. 干骺端先期钙化带密度增高

58. 下述关节肿胀的 X 线表现，不恰当的一项是（　　　）

　　A. 关节周围软组织膨隆

　　B. 软组织层次模糊

　　C. 密度增高

　　D. 关节内有较多积液时关节间隙增宽

E. 局部有软组织肿块影

59. 关节软骨及其下方骨性关节面的骨质被病理组织所代替，即为（　　）

A. 关节肿胀 　　　　　　B. 关节破坏 　　　　　　C. 关节强直

D. 关节脱位 　　　　　　E. 关节退行性变

60. 下列哪项描述错误（　　）

A. 关节骨性强直，X 线表现为关节间隙消失，且有骨小梁贯穿其中

B. 关节间隙变窄是由于关节软骨破坏或坏死所致

C. 骨质增生是由于骨量增多的结果

D. 骨质坏死的主要 X 线表现是有密度增高的死骨片存在

E. 关节肿胀的 X 线表现为关节周围软组织肿胀，密度增高

61. 图 1－1 为正常髋关节 X 线正位片，指出箭头所示为何解剖名称（　　）

A. 骨骺

B. 骨干

C. 干骺端

D. 骨骺板

E. 骨骺线

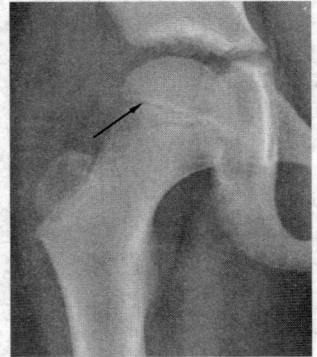

图 1－1

62. 骨皮质的 MRI 信号表现为（　　）

A. T_1 高信号，T_2 及质子密度加权像均为高信号

B. T_1、T_2 及质子密度加权像均为低信号

C. T_1 低信号，T_2 及质子密度加权像均为高信号

D. T_1 高信号，T_2 及质子密度加权像均为低信号

E. T_1、T_2 及质子密度加权像均为高信号

63. 下列组织或结构的 CT 值由高到低排序，正确的是（　　）

A. 脊髓，骨皮质，肌肉

B. 肌肉，骨皮质，脊髓

C. 骨皮质，肌肉，脊髓

D. 水，肌肉，骨髓

E. 血液，肌肉，脊髓

五、多项选择题（在备选答案中有 2~5 个是正确的，将其全部选出并把标号写在题后的括号内，错选或漏选不给分）

1. 骨关节常规 X 线摄片，采用哪种方法（　　）

A. 常规都要拍摄正位和侧位

B. 先拍摄正、侧位片，必要时拍摄切线位及斜位

C. 先拍摄左、右斜位，辅以正、侧位片

D. 摄片要求包括病变全部范围及邻近关节

E. 都要拍摄对侧片，以便对比

2. 骨盐的主要成分是（　　　）

A. 硫酸钙　　　　　　　B. 碳酸钙　　　　　　　C. 磷酸钙

D. 碳酸镁　　　　　　　E. 草酸钙

3. 下列哪些维生素对骨骼的生长有影响（　　　）

A. 维生素 A　　　　　　B. 维生素 B　　　　　　C. 维生素 C

D. 维生素 D　　　　　　E. 维生素 K

4. 下列哪些因素对骨骼生长有影响（　　　）

A. 人体运动和力的作用

B. 内分泌腺分泌的激素

C. 小肠和肾脏功能

D. 食物中蛋白质及钙、磷的含量

E. 维生素 E

5. 正常骨关节，不能在 X 线平片上显示出来的是（　　　）

A. 松质骨　　　　　　　B. 关节软骨　　　　　　C. 红骨髓

D. 关节囊　　　　　　　E. 骨膜

6. 引起骨密度减低的情况有（　　　）

A. 骨质破坏　　　　　　B. 骨岛　　　　　　　　C. 骨质疏松

D. 死骨　　　　　　　　E. 骨质软化

7. 血清钙、磷含量乘积若低于 35，应考虑下列哪些疾病（　　　）

A. 骨质疏松　　　　　　B. 骨质软化症　　　　　C. 佝偻病

D. 退行性骨关节病　　　E. 骨髓瘤

8. 关节的基本病变包括（　　　）

A. 关节肿胀　　　　　　B. 关节全脱位或半脱位　C. 关节纤维性强直

D. 关节破坏　　　　　　E. 关节退行性改变

9. 骨质软化症的 X 线表现为（　　　）

A. 骨皮质变薄　　　　　B. 骨小梁变细　　　　　C. 骨轮廓增粗

D. 骨密度减低　　　　　E. 骨结构模糊

10. 骨内矿物质沉积的 X 线表现为（　　　）

A. 干骺端横向的带状致密阴影

B. 干骺端横向的线状致密阴影

C. 干骺端纵向的线状致密阴影

D. 局部骨密度增高

E. 广泛骨密度增高

11. 骨质破坏的 X 线表现为 （　　　）

A. 局限性骨质缺损　　　　B. 骨质密度减低　　　　C. 骨皮质模糊

D. 骨小梁模糊　　　　　　E. 骨结构清晰

12. 下列哪些疾病可导致广泛性骨硬化 （　　　）

A. 氟中毒　　　　　　　　B. 慢性低毒性骨髓炎　　　C. 石骨症

D. 成骨性骨转移　　　　　E. 肾性骨营养不良

13. 软组织基本病变的 X 线表现包括 （　　　）

A. 软组织肿胀　　　　　　B. 软组织肿块　　　　　　C. 软组织萎缩

D. 软组织钙化　　　　　　E. 软组织撕裂

14. 下列哪些结构 MRI 显示最好 （　　　）

A. 半月板　　　　　　　　B. 关节软骨　　　　　　　C. 韧带

D. 肌腱　　　　　　　　　E. 骨皮质

六、问答题

1. 骨关节普通 X 线检查摄片时要注意什么？

2. 简述 CT 成像的临床应用优势及限制。

3. 简述 MRI 成像的临床应用优势及限制。

4. 试比较骨质疏松和骨质软化 X 线表现的异同。

5. 简述骨质坏死的影像学表现。

答案部分

一、名词解释

1. 儿童时期，长管状骨干骺端和骨骺的骨化中心由软骨所组成，两者未愈合之前，在 X 线片上显示为一较宽的透亮带，称为骨骺板

2. 原始骨化中心和继发骨化中心的出现有一定时期及规律，同时骨骺与骨干的愈合时间也各不相同，它们的出现和愈合时间与实际年龄的关系称骨龄。

3. 是指由于某一骨骼的多个骨化中心在发育过程中没有合并，以致多形成并生长出一块或几块骨，也可以由一个额外独立的骨化中心发育而来。以足踝部等跗骨中多见。

4. 骨骺与骨干融合后的 X 线片上，有时在骨端可以看到一条或数条相互平行的横行致密线，称为生长障碍线。

5. 是指正常骨质被病理组织所取代而造成的骨组织缺失。

6. 是指单位体积内骨量的增多。

7. 又称骨膜反应，是因骨膜受刺激，骨膜内层成骨细胞活动亢进所引起的骨质增生。

8. 指软骨基质发生钙化，是环绕在软骨成骨区的肥大软骨细胞基质钙化带。

9. 某些矿物质如铅、磷、铋等进入人体后，大部分沉积于骨骼中生长发育最迅速的干骺端部位，X 线表现为干骺端横向的带状或线状致密阴影，使局部骨质密度增高。

10. 关节软骨及其下方的骨性关节面骨质为病理组织所侵犯、代替。

11. 关节间隙显著变窄至完全消失，并可见骨小梁贯通其间。严重者两端完全呈现骨性融合，关节面消失，常为化脓性关节炎后遗症。

12. 是在横断扫描的基础上对全部或某一扫描范围进行冠状面、矢状面、任意斜面和任意曲面的图像重建，能够对病变有全面的认识，是骨关节系统疾病影像学检查三维重建中常用的方法之一，为首选的重建方法。

13. 是利用某些仪器在体外对骨骼中的矿物质含量进行测量和定量分析的方法。

二、填空题

1. 水　有机质　无机质

2. 纤维细胞

3. 骨细胞　破骨细胞　成骨细胞　未分化的间叶细胞

4. 哈氏管　环形同心板层

5. 软骨内化骨　膜内化骨　混合型化骨

6. 软骨内　膜内

7. 骨骺板　骨膜

8. 维生素 A　维生素 C　维生素 D

9. 骨干　骨骺　干骺端　骨骺板

10. 骨膜动脉　滋养动脉

11. 纤维环　髓核　软骨板

12. 椎弓根　椎弓板

13. 肌腱　手、足

14. 平行型　成层型　垂直型　放射型　花边型

15. 骨质疏松　骨质软化　骨质破坏

16. 关节肿胀　关节内积液　关节破坏　关节退行性改变　关节强直

17. 多平面重组　表面遮盖显示　容积再现技术

18. 脂肪抑制序列　反转恢复脂肪抑制序列　预饱和脂肪抑制技术

19. 双能 X 线吸收测量法　定量 CT 检查　定量超声测量

三、是非判断题

1. ×　2. ×　3. ×　4. √　5. ×　6. ×　7. √　8. ×　9. √　10. ×　11. √

四、单项选择题

1. B　2. B　3. A　4. C　5. A　6. E　7. E　8. D　9. A　10. C　11. E　12. C　13. D

14. C　15. D　16. C　17. B　18. C　19. E　20. E　21. A　22. E　23. B　24. B

25. A　26. C　27. C　28. C　29. C　30. B　31. D　32. C　33. C　34. E　35. D

36. C　37. E　38. A　39. B　40. C　41. C　42. E　43. E　44. E　45. E　46. A

47. B　48. A　49. E　50. A　51. C　52. A　53. C　54. E　55. D　56. B　57. A

58. E　59. B　60. E　61. D　62. B　63. C

五、多项选择题

1. BD　2. AC　3. ACD　4. ABCD　5. BCDE　6. ACE　7. BC　8. ABCDE

9. ABDE　10. ABD　11. ABCD　12. ACDE　13. ABCD　14. ABCD

六、问答题

1. 答：（1）任何部位，包括四肢长骨、关节和脊柱都要用正、侧两个摄影位置，某些部位还要用斜位、切线位和轴位等。（2）应包括周围的软组织。如四肢长骨摄影片要包括邻近的一个关节。脊柱摄影时，如照摄腰椎应包括下部胸椎，以便计数。（3）双侧对称的骨、关节，病变在一侧而症状与体征较轻或 X 线片上一侧有改变但显示不够明显时，应用同一技术条件，照摄对侧，以便对照。

2. 答：CT 的优势：图像是断层图像，显示的是人体某个断层的组织密度分布图，其图像清晰，密度分辨率明显高于普通 X 线照片，能分辨出普通 X 线无法分辨的密度差异较小的组织，且无周围解剖结构重叠的干扰，从而可发现较小的病灶，提高了病变的检出率和诊断的准确率，同时也扩大了 X 线的诊断范围。CT 的限制：（1）有多种伪影，如颅底骨的各种隆突所致的伪影、金属异物（如手术植入物）所致的放射状伪影、患者不能制动的动作伪影、装置本身的图像噪音等，这些易影响对器官组织或病变的显示；（2）CT 成像目前仍是单参数成像，即当病变有密度的差别时才能显示，而且主要观察其形态学方面的改变，对功能方面评估时需要借助各种造影检查，会受到禁忌证的限制；（3）CT 成像具有 X 线辐射，因此不宜短时间进行多次检查。

3. 答：MRI 的优势：（1）对软组织的对比度与分辨率较高；（2）不受骨伪影的干扰，易于显示颅底病变；（3）多参数成像有利于病变的比较与鉴别诊断；（4）不使用对比剂即可显示血管，对血管性疾病有较大优势；（5）特殊检查技术，如水成像、脂肪抑制、MRS 等，对某些疾病的诊断和鉴别诊断具有独特优势；（6）功能成像对器官的功能评价和早期诊断、预后评估有较大帮助。此外，对中医各领域如针灸等的发展有重要价值。MRI 的限制：（1）MRI 显示钙化、骨皮质不敏感，因此对于骨骼系统某些疾病特征显示有一定的限度；（2）对胃肠道的检查、呼吸系统的病变显示不及 CT 检查敏感；（3）体内有铁磁性植入物、心脏起搏器等，不能行 MRI 检查；（4）目前设备检查空间较狭长，可致幽闭恐惧症，且检查制动时间较长，使其应用受到患者耐受性等情况的限制。

4. 答：骨质疏松和骨质软化 X 线均表现骨密度减低、骨皮质变薄、骨小梁减少，其不同点在于前者骨小梁轮廓清楚，无骨骼弯曲变形；后者骨小梁轮廓模糊，骨骼多有弯曲变形，有时可见假性骨折线，表现为宽 1~2mm 的规则透亮线，与骨皮质垂直，边缘稍致密，好发于耻骨支、股骨上段和胫骨等。儿童期可见干骺端和骨骺的改变，如干骺端呈杯口状、边缘呈毛刷状，先期钙化带不规则或消失、骺板增宽、骨骺发育迟缓。

5. 答：（1）X 线表现：早期无异常表现。中期死骨表现为局限性相对密度增高，其原因是在死骨骨小梁表面及骨髓腔内有新骨形成；死骨周围骨质被吸收，或在周围肉芽组织及脓液的衬托下，使死骨密度增高；随后坏死骨被压缩，新生肉芽组织侵入并清除死骨，死骨周围出现骨质疏松区和囊变区。晚期死骨被清除，新骨形成，出现真正的骨质密度增高。（2）CT 表现：与 X 线相似，但可较 X 线更早地发现骨质坏死，表现为骨小梁排列异常或细小的致密死骨影。（3）MRI 表现：在骨密度和形态尚无变化前即可发现骨髓信号的改变，坏死区 T_1WI 上呈均匀的等或低信号，T_2WI 呈中到高信号，可见"双线征"。死骨外周呈 T_1WI 低信号、T_2WI 高信号的肉芽组织和软骨化生组织带，最外侧 T_1WI 和 T_2WI 均呈低信号的新生骨质硬化带。晚期坏死区出现纤维化和骨质增生硬化，T_1WI 和 T_2WI 一般均呈低信号。

第二章 骨关节发育畸形

习 题 部 分

一、名词解释

1. 先天性尺桡骨联合
2. 马德隆畸形
3. 跟骨距骨桥
4. 移行椎
5. 阻滞椎
6. 脊柱裂
7. 蝴蝶椎
8. CE 角
9. Shenton 线
10. Perkin 方格

二、填空题

1. 骨与关节发育畸形影像学主要表现为两大类,一是＿＿＿＿＿＿＿＿＿异常;二是＿＿＿＿＿＿＿＿＿ 异常。

2. 脊椎滑脱可分为＿＿＿＿＿＿和＿＿＿＿＿＿两种,前者椎弓峡部有骨质缺损断裂,而后者则椎弓完整无断裂。

3. 在腰椎斜位片上,正常椎弓及附近的影像似一"猎狗"影,"狗鼻"表示＿＿＿＿,"狗眼"为＿＿＿＿＿＿,"狗耳"为＿＿＿＿＿＿＿,"狗颈"为＿＿＿＿＿＿＿＿＿＿,"前、后腿"为＿＿＿＿＿＿,"狗体"为＿＿＿＿＿＿＿。

4. 测量脊椎滑脱的方法很多,最常用＿＿＿＿＿＿ 方法进行测量。

5. 正常肱骨颈干角度为＿＿＿＿＿＿,此角小于 130°为＿＿＿＿＿＿＿。

6. 正常人腰骶角的正常值为＿＿＿＿＿;水平骶椎时,此角度＿＿＿＿＿＿。

7. 跟骨距骨桥根据两骨块有否连接而分成＿＿＿＿＿＿和＿＿＿＿＿ 两种类型。

8. 正常股骨颈干角在＿＿＿＿＿＿之间,平均值＿＿＿＿＿;若其变小为＿＿＿＿＿,增大则为＿＿＿＿＿。

9. 骨骺角正常值为＿＿＿＿＿,髋内翻时此角度＿＿＿＿＿＿。

10. 前臂外开角正常男性约为＿＿＿＿＿,女性约为＿＿＿＿＿;角度变小为＿＿＿＿＿,大于 190°为＿＿＿＿＿。

11. 胫骨角正常值为＿＿＿＿＿＿,膝内翻时此角度＿＿＿＿＿＿。

16

12. 肋骨畸形较为多见，可分为_____、_____、_____、肋骨数量增多或减少。

三、是非判断题

1. 骨关节发育畸形影像学主要表现为形态、位置、大小和数目的改变，而骨的基本结构和质无改变。（　　）

2. 膝内翻又称"O"型腿，系因胫骨上端骨骺外侧发育迟缓所致。（　　）

3. 移行椎是由于间叶性原椎发育过程中分节不全或分节过多等错分节造成的畸形。（　　）

4. 骨与关节畸形中，足部畸形最多见，其中以马蹄内翻足最常见。（　　）

5. 先天性髋关节脱位 X 线检查首选髋关节造影。（　　）

6. 马德隆畸形形成的原因是桡骨近端内侧骨骺发育不良。（　　）

四、单项选择题（在备选答案中选择 1 个最佳答案，并把标号写在题后的括号内）

1. 先天性骨关节畸形与其他病理性骨关节病主要区别在于前者（　　）

    A. 骨质正常   B. 骨骼增粗   C. 位置改变

    D. 弯曲变形   E. 数目多少

2. 关于骨关节先天性畸形的说法，错误的是（　　）

    A. 大多数为散在发生而无家族史

    B. 与早期母体用药、饮酒、吸烟等有关

    C. 有些畸形于出生时就存在

    D. X 线主要为形态、位置、大小和数目的改变

    E. 骨质同时有改变

3. 关于移行椎，说法错误的是（　　）

    A. 为脊柱发育异常中最常见的畸形

    B. 由于间叶性原椎分节不全或分节过多造成

    C. 腰椎骶化为移行椎最常见的一种

    D. 一般都有临床症状

    E. 移行椎的整个脊椎总数不变

4. 脊椎滑脱叙述中不正确的一项是（　　）

    A. 分为真性滑脱和假性滑脱两种

    B. 目前病因较为明确

    C. 真性滑脱指椎体滑脱的同时伴有椎弓峡部骨质缺损

    D. 最好发于腰骶交界部位

E. 临床症状与滑脱程度不相一致

5. 脊椎椎弓峡部裂好发于何部位（　　）

    A. 颈椎   B. 胸椎   C. 胸腰椎

    D. 第 5 腰椎   E. 尾椎

6. 有关椎弓崩裂的诊断知识，错误的是（　　）

    A. 最多发生于第五腰椎

    B. 常为双侧性

    C. 椎弓根显示带状裂隙

    D. 常合并有椎体滑脱

    E. X 线侧位片显示最清楚

7. 关于脊椎裂的描述，哪项不正确（　　）

    A. 根据椎内容物有无疝出，分为显性和隐性两类

    B. 一般仅累及一个脊椎

    C. 隐性脊椎裂较常见

    D. 常见于腰骶部，其次为颈椎

    E. 显性脊椎裂于机体背后可扪及囊性肿块

8. 下列关于阻滞椎的说法，哪项不妥（　　）

    A. 最常见于腰椎及颈椎，胸椎少见

    B. 常累及两个或更多脊椎节

    C. 椎体融合后，其总体高度发生改变

    D. 椎体融合可为完全性融合，或仅限于椎体、椎弓部融合

    E. 可有脊椎侧弯畸形发生

9. 关于脊柱弯曲畸形的说法，下列哪项不恰当（　　）

    A. 常为脊柱椎体的畸形而继发的改变

    B. 常有腰背酸痛等症状出现

    C. 需拍摄脊柱 X 线正侧位片全面观察

    D. 多排螺旋 CT – VR 重建有助于显示复杂的脊柱弯曲畸形

    E. 全脊柱 MRI 应作为常规的检查方法

10. 关于先天性髋内翻，哪项不恰当（　　）

    A. 也称为发育性髋内翻

    B. 女性患者较多见

    C. 开始出现的症状主要是无痛性跛行

    D. 股骨颈内下部分出现三角形骨碎片为特征性 X 线改变

E. 骨骺角变小

11. 关于先天性尺桡骨联合的描述，哪项不妥（　　　）

    A. 是骨联合畸形中较为常见的一种

    B. 女性多见

    C. 单侧或双侧发病

    D. 前臂旋转功能障碍

    E. 可并发其他骨骼畸形

12. 测量脊椎滑脱简单而实用的方法是（　　　）

    A. Meyerding 法　　　　　B. Garland 法　　　　　C. Ferguson 法

    D. Meschan 法　　　　　E. Cobb 法

13. 马德隆畸形的 X 线表现中，应除外的一项是（　　　）

    A. 桡骨变短，向外背侧弯凸

    B. 桡骨远端关节面向尺侧、掌侧倾斜，月骨向桡侧呈半脱位

    C. 下桡尺关节向后半脱位

    D. 腕骨角增大

    E. 近侧排腕骨失去正常弧度，呈锥形排列

14. 马德隆畸形的形成原因是（　　　）

    A. 桡骨远端内侧骨骺发育障碍

    B. 桡骨远端外侧骨骺发育障碍

    C. 桡骨远端骨骺发育障碍

    D. 尺骨远端内侧骨骺发育障碍

    E. 尺骨远端外侧骨骺发育障碍

15. 正常提携角为（　　　）

    A. $20° \sim 35°$　　　　　B. $83° \sim 85°$　　　　　C. $110° \sim 140°$

    D. $20° \sim 46°$　　　　　E. $5° \sim 20°$

16. 关于先天性髋关节脱位的叙述，错误的是（　　　）

    A. 又称发育性髋关节脱位

    B. 为较多见先天畸形，常单侧发病

    C. 女性多发，为男性的 $5 \sim 10$ 倍

    D. X 线检查首选髋关节造影

    E. 股骨头骨骺位于 Perkin 方格的外上象限内

17. 先天性髋关节有如下 X 线表现，除外（　　　）

    A. 髋臼变浅呈碟形或三角形，髋臼角减小

B. 股骨头骨骺位于 Perkin 方格的外上象限内

C. 股骨头骨骺变小，外形不规整

D. 患侧骨盆发育小，骨盆向健侧倾斜

E. 股骨颈缩短，股骨干细小

18. 2 岁小儿髋臼角的正常值为（　　　）

A. 10°   B. 20°   C. 30°

D. 40°   E. 50°

19. 以下不属于脊椎移行的是哪项（　　　）

A. 第 7 颈椎出现颈肋

B. 腰 5 椎体与骶骨融合

C. 骶椎融合成一块

D. 腰 5 横突与骶椎形成假关节

E. 第 12 肋缺如

20. 以下为正常足部测量结果，但应除外（　　　）

A. 正位跟骨与距骨间的角度为 20°~40°

B. 正位距骨中轴线的延长线应指向第一跖骨

C. 正位跟骨中轴线的延长线应指向第四跖骨

D. 跖骨互相靠拢重叠，各跖骨纵轴线交集于跟骨端

E. 侧位距骨中轴线与跟骨中轴线互相成锐角

21. 有关多趾畸形，哪项不正确（　　　）

A. 常合并并趾畸形

B. 多发生在踇趾或小趾侧

C. 畸形多累及末端趾节骨重复畸形

D. 第 2、3、4 趾的多趾畸形较少见

E. 男女发病有明显差别

22. 关于缺趾畸形的描述，哪项不妥（　　　）

A. 常发生于踇趾及小趾侧

B. 受累趾可全部缺如

C. 多有家族遗传史

D. 可为下肢骨或足骨先天畸形的一部分

E. 合并短舌或无舌、牙齿发育不良、小下颌者称为口 – 肢端综合征

23. 下列跟骨距骨桥的说法，哪项不对（　　　）

A. 多为单侧，也可两侧发病

B. 一般于正侧位片可清楚显示

C. 常并发中跗关节骨性关节病

D. 完全性跟骨距骨桥即骨桥间无间隙

E. 有家族遗传史

24. 图 2－1 所示第 4、5 颈椎改变属于哪种先天性畸形（   ）

    A. 裂椎   B. 脊椎裂   C. 蝴蝶椎

    D. 阻滞椎   E. 半椎体

25. 图 2－2 所示第 8 胸椎改变为何种先天性畸形（   ）

    A. 裂椎   B. 脊椎裂   C. 蝴蝶椎

    D. 阻滞椎   E. 半椎体

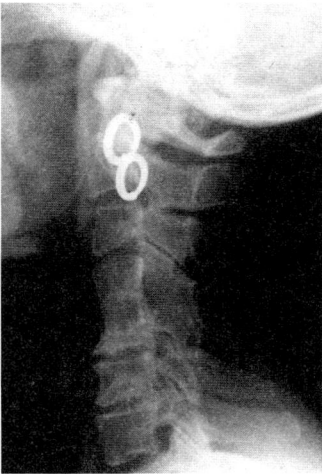 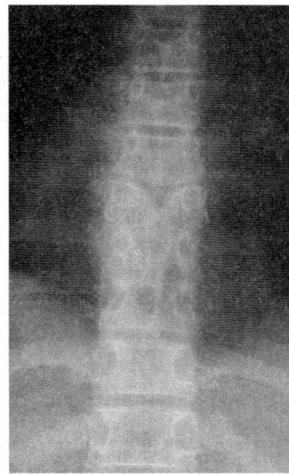

图 2－1   图 2－2

26. 图 2－3 所示左髋关节属于哪种先天性畸形（   ）

    A. 髋内翻

    B. 先天性髋关节脱位

    C. 髋外翻

    D. 髋臼发育不良

    E. 股骨头发育不良

27. 图 2－4 所示双髋关节改变为哪种先天性畸形（   ）

    A. 髋内翻

    B. 髋关节脱位

    C. 髋外翻

    D. 髋臼发育不良

E. 股骨头发育不良

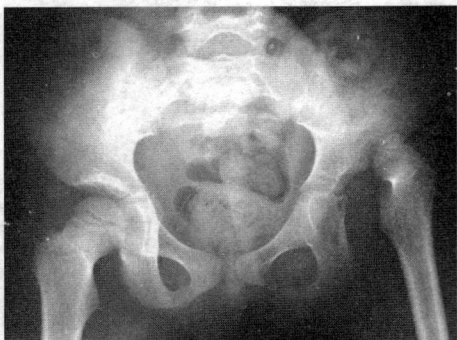

图 2 - 3

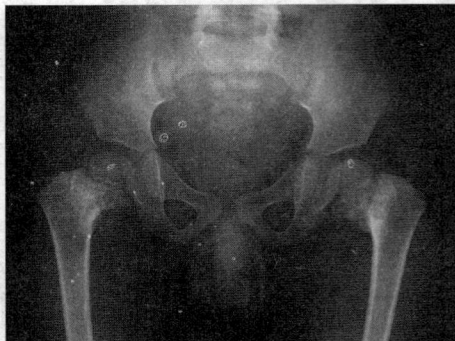

图 2 - 4

五、多项选择题（在备选答案中有 2 ~ 5 个是正确的，将其全部选出并把标号写在题后的括号内，错选或漏选不给分）

1. 关于脊椎椎弓峡部裂的描述，正确的有（   ）

   A. 也称关节间部骨质缺损断裂

   B. 好发于第 5 腰椎

   C. 多为单侧发病

   D. 多见于男性

   E. 斜位显示较侧位更清楚

2. 关于脊柱裂，哪些描述正确（   ）

   A. 可分隐性脊柱裂和显性脊柱裂

   B. 显性脊柱裂最为常见

   C. 隐性脊柱裂一般无症状

   D. 隐性脊柱裂少数患者可出现遗尿

   E. 显性脊柱裂可有明显神经症状

3. 有关半椎体的描述，正确的有（   ）

   A. 可累及一个或数个椎体

   B. 邻近椎体常显示一侧性代偿性增大

   C. 胸椎半椎体往往合并肋骨分节畸形

   D. 多发半椎体可造成躯干型侏儒

   E. 背侧或腹侧半椎体必须拍侧位片观察

4. 先天性髋内翻包括下列哪些 X 线表现（   ）

   A. 股骨颈变短、增宽   B. 颈干角增大   C. 骨骺角变小

D. 骨骺板增宽　　　　　　　E. 股骨头位置下降

5. 马德隆畸形的临床特征包括下述哪些表现（　　　）

A. 女性发病较男性多见

B. 近1/3病例有遗传性，为常染色体显性遗传

C. 通常为单侧发病

D. 临床特征性表现为手背向后背屈且尺骨茎突异常突出

E. 可分真正型和症状型两类

6. 先天性肩关节脱位的描述，哪些是正确的（　　　）

A. 均表现为后脱位

B. 均表现为前脱位

C. 除脱位外，伴有肩胛骨及关节盂形成不全

D. 脱位于正位片均可清楚显示

E. 肩盂曲线呈锐角

7. 先天性尺桡骨联合的临床 X 线表现有（　　　）

A. 发病以女性多见

B. 前臂旋转功能障碍

C. 可单侧或双侧发病

D. 有遗传倾向

E. 正位片显示尺桡骨上端有骨桥样骨性联合，多数桡骨头缺如

8. 诊断先天性髋关节脱位时，常借助下列哪些测量（　　　）

A. 骨骺角　　　　　　　　　B. 髋臼角　　　　　　　　　C. 颈干角

D. Shenton 线　　　　　　　E. Perkin 方格

9. 指出先天性髋关节脱位正确的 X 线表现有（　　　）

A. 髋臼发育不良，髋臼指数加大

B. 股骨头骨骺位于 Perkin 方格的内下象限

C. 股骨头骨骺出现晚于健侧

D. 股骨颈缩短

E. Shenton 线不连续

10. 先天性髋关节脱位有多种测量方法，在股骨头骨骺出现之前可采用（　　　）

A. 髋臼角　　　　　　　　　B. Shenton 线　　　　　　　C. 泪滴距

D. Perkin 方格　　　　　　　E. CE 角

11. 下列对足部畸形的描述，哪些有误（　　　）

A. 目前病因尚不明确

B. 均有遗传及家族病史

C. 出生后畸形即可出现

D. 足部测量对诊断有帮助

E. 男女发病有明显差异

12. 马蹄内翻足可见的 X 线征象为（　　　）

A. 距骨扁而宽，距骨中轴线远离第一跖骨

B. 跟骨短宽，向内翻转及向后上方移位

C. 侧位跟骨、距骨轴线几乎平行，跟距角接近 0°

D. 跟骨中轴线与第四跖骨中轴线不一致，而互相成角

E. 跖骨互相靠拢重叠，各跖骨纵轴线交集于跟骨端

13. 有关姆趾外翻，正确的说法包括（　　　）

A. 第一跖骨与第一趾节骨纵轴相交所成角度应超过 20°

B. 与遗传因素无关

C. 正位片显示第一跖骨头远离第二跖骨头

D. 第一跖趾关节呈半脱位，姆趾外翻向腓骨侧

E. 常合并第二跖骨干增粗

14. 扁平足的 X 线改变包括（　　　）

A. 内弓角增大 　　　　　B. 外弓角变小 　　　　　C. 前弓角变小

D. 后弓角增大 　　　　　E. 跖舟关节位置下降

六、问答题

1. 马德隆畸形有哪些 X 线表现？

2. 先天性髋关节脱位 X 线平片表现有哪些？

3. 如何应用 Meyerding 法对脊椎滑脱进行测量？

答 案 部 分

一、名词解释

1. 系尺桡骨近端的联合，部分伴桡骨小头脱位。

2. 为常染色体显性遗传性疾病，系因桡骨远端内侧骨骺发育障碍，而外侧骨骺及尺骨发育正常，造成桡骨向外后方弯凸、下桡尺关节向后半脱位及腕部畸形。

3. 为跟骨之载距突向后上方增大，与距骨内结节向下增大的骨块相连而形成的一种先天性畸形。

4. 系常见脊柱先天性异常，由原椎发育过程中的错分节造成，包括胸椎腰化、腰椎胸化、腰椎骶化、骶椎腰化等，通常只有脊柱局部分段异常，而整个脊椎数目不变。

5. 指脊椎发育过程中的分裂停滞，导致椎体先天性互相融合和数量减少。

6. 为两侧椎板不联合形成的骨性缺损，是腰骶部常见的先天性脊柱发育异常。

7. 为椎体发育畸形的一种常见类型，椎体内残存胎生期的脊索遗物可造成椎体较大范围的缺损，如缺损位于中央，并延及椎体全长，则造成椎体矢状裂，而形成两个不相连的楔形骨块，其形状很像蝴蝶的两翼，故称蝴蝶椎。

8. 由髋臼外侧缘向股骨头中心所延伸之线，与通过股骨头中心之垂线的夹角，称为 CE 角，正常范围为 20°~46°。若此角度减小，提示髋臼形成不全。

9. 在成人髋关节 X 线正位片上，沿闭孔上缘和股骨颈内下缘做一弧形连线，正常情况下该线为光滑弧形连线，称为 Shenton 线。若 Shenton 线不连续，提示髋关节脱位及股骨颈移位骨折。

10. 在髋关节 X 线正位片上，通过两侧髋臼 "Y" 形软骨中心做一直线，由髋臼外上缘做该线的垂线，两者形成的四个象限称为 Perkin 方格。正常时股骨头骨骺中心位于方格的内方或内下方象限内。若骨骺在此区向外或向上方移位，表示髋关节脱位。

二、填空题

1. 骨关节发育　分节

2. 真性滑脱　假性滑脱

3. 同侧横突　椎弓根切面缘　上关节突　关节间部即峡部　同侧和对侧的下关节突　椎弓

4. Meyerding 分度

5. 130°~140°　肱骨内翻

6. 41.1°±7.7°　增大

7. 完全性跟骨距骨桥　不完全性跟骨距骨桥

8. 110°～140° 125° 髋内翻 髋外翻

9. 20°～35° 增大

10. 170° 160° 肘外翻 肘内翻

11. 85°～100° 增大

12. 肋骨联合畸形 叉状肋 颈肋

三、是非判断题

1. √ 2. × 3. √ 4. √ 5. × 6. ×

四、单项选择题

1. A 2. E 3. D 4. B 5. D 6. E 7. B 8. C 9. E 10. E

11. B 12. A 13. D 14. A 15. E 16. D 17. A 18. B 19. C

20. D 21. E 22. C 23. E 24. D 25. C 26. B 27. A

五、多项选择题

1. ABDE 2. ABCDE 3. ABCDE 4. ADE 5. ABDE 6. ACE 7. BCDE

8. BDE 9. ACDE 10. BC 11. BCE 12. ABCDE 13. ACDE 14. ACE

六、问答题

1. 答：（1）桡骨变短，向外侧、背侧弯凸，尺骨相对变长并向远端和背侧突出，尺桡骨间隙增宽。（2）桡骨远端骨骺呈三角形，尖端指向内侧。（3）桡骨远端关节向尺侧、掌侧倾斜，月骨向桡侧半脱位。（4）桡骨远端关节之间的角度变小，常为锐角。（5）腕骨角变小，近侧排腕骨失去正常弧度，而呈锥状排列。

2. 答：（1）髋臼发育不良，表现为髋臼上缘倾斜度增加，导致髋臼变浅呈碟形或三角形，髋臼角增大。（2）股骨头骨骺延迟，且较健侧小，其外形不规整且变扁；股骨头骨骺向外上方移位，Shenton 线不连续；股骨头骨骺位于 Perkin 方格的外上象限区内。（3）股骨颈短缩，前倾角不同程度增大。（4）患者下肢长骨发育不良，股骨发育细小，患侧骨盆发育不良，骨盆向健侧倾斜。

3. 答：Meyerding 法是将下位椎体上缘由后向前分为四等份，根据上位椎体后缘在下位椎体的位置进行观测：上位椎体向前滑动超过 1/4 为 I 度滑脱；在 1/4－2/4 为 II 度滑脱；在 2/4－3/4 为 III 度滑脱；超过 3/4 为 IV 度滑脱。

第三章 骨关节创伤

习题部分

一、名词解释

1. 骨折
2. 病理性骨折
3. 疲劳骨折
4. 青枝骨折
5. 压缩性骨折
6. 凹陷骨折
7. 嵌入骨折
8. 撕脱骨折
9. 骨骺分离
10. 骨骺骨折
11. 骺软骨骨折

12. 完全脱位
13. 不完全脱位
14. 对位
15. 对线
16. 解剖复位
17. 功能复位
18. 骨痂
19. 膜性骨痂
20. 软骨性骨痂
21. 有效骨痂
22. 迟缓愈合

二、填空题

1. 骨折根据原因可分为_____、_____和_____。

2. 根据骨折线是否贯穿整个骨的横径可分为_____和_____。

3. 完全性骨折的骨折端常有移位，移位情况主要有四种，即_____、_____、_____和_____。

4. 不完全性骨折指骨折线未完全贯穿断骨，常见_____骨折和_____骨折。

5. 软骨损伤包括_____和_____。

6. 骨折常见的并发症有_____、_____、_____、_____、_____和_____。

7. 骨折的愈合过程可分为_____、_____、_____和_____四个阶段。

8. 骨骺损伤一般采用_____的分型方法，可分为_____种类型。

27

9. 关节脱位可分为_____脱位、_____脱位_____脱位和_____脱位。

10. 幼儿锁骨骨折多为_____骨折，骨折端常向_____成角。

11. 肱骨外科颈骨折是指肱骨解剖颈下_____cm 处的骨折。

12. 肱骨外科颈骨折临床上分为_____型、_____型、_____型和_____型四个类型骨折。

13. 肩关节前脱位依肱骨头脱出的位置常见可分为_____、_____和_____三型。

14. 肱骨髁上骨折可分为_____、_____、_____和_____四型。

15. 肘关节按脱位的方向可分为_____、_____和_____。

16. 小儿桡骨头半脱位又称为_____，好发于_____岁以下的幼儿。

17. Monteggia 骨折系指_____骨折合并_____脱位。

18. Monteggia 骨折根据 X 线表现可分为_____、_____、_____及_____四型。

19. Galeazzi 骨折是指_____骨折合并_____脱位。

20. Bennett 骨折是指_____骨折合并_____脱位。

21. 正常桡骨远端关节面掌倾角度数为_____，尺倾角度数为_____。

22. 腕舟骨骨折按部位可分为_____、_____、_____和_____。

23. 经舟骨－月骨周围脱位是指_____同时合并_____。

24. 髋关节脱位根据脱位后股骨头位置分为_____、_____和_____三型，其中以_____最多见。

25. 正常股骨颈干角为_____，此角减少即为_____、增大为_____。

26. 股骨颈骨折按骨折线的部位可分为_____、_____和_____三种类型，按骨折稳定性可分为_____及_____两大类。

27. 股骨颈骨折常见的并发症是_____、_____及_____。

28. 根据受伤足部所处的位置，踝关节损伤可分为_____型、_____型、_____型、_____型以及_____型五个类型。

29. 不累及跟距关节的跟骨骨折有_____、_____、_____和_____。

30. 累及距下关节的跟骨骨折有_____和_____。

31. 跟骨结节关节角也称_____，正常角度为_____。

32. 跟骨骨折常规投照体位是_____位及_____位。

33. McAfee 和 Magerl 根据三柱分类法，将脊柱骨折分为_____、_____、

_____、_____、_____和_____六型。

34. 骨盆骨折根据受力来源可分为_____、_____和_____。

35. 肩袖主要是由_____、_____、_____和_____四块肌肉及其肌腱和韧带构成的一个桶形结构复合体。

36. 三角软骨含有大量_____，在 MRI 的 T_1WI 和 T_2WI 上均呈低信号。

三、是非判断题

1. 在 Salter – Harris 骨骺损伤五种类型中，Ⅳ型预后佳，日后不会影响生长发育。（　　）

2. 在创伤性脱位中，肩关节脱位的发病率最高。（　　）

3. 肱骨髁上骨折治疗不当，将后遗肘外翻畸形，造成肘关节功能障碍。（　　）

4. 伸直型肱骨髁上骨折的骨折线走向多数为后下斜向前上。（　　）

5. Colles 骨折的骨折端向背侧成角，前倾角和内倾角均增大。（　　）

6. 外展型股骨颈骨折 Linton 角大，断端不稳定，骨折愈合率低。（　　）

7. 软骨损伤于 X 线平片不能直接显示，但可依据干骺端有小骨片以及骨骺的移位来判断。（　　）

8. 应力骨折也称行军骨折或疲劳骨折，多见于股骨颈。（　　）

9. 病理性骨折是指骨内有肿瘤病变同时合并骨折。（　　）

10. 骨折线均表现为形态多样、边界清晰锐利的透亮裂隙影。（　　）

11. 不完全性骨折即提示骨折对位、对线良好，完全性骨折则提示骨折必有移位。（　　）

12. 脂肪垫征阳性提示关节内损伤或存在骨折。（　　）

13. 骨关节各部位创伤常规 X 线检查都必须拍摄正侧位片。（　　）

14. 怀疑脊柱骨折应首选 MRI 检查。（　　）

15. 正常成人寰齿间隙小于 3mm，大于 3mm 应怀疑有寰 – 枢椎关节脱位。（　　）

四、单项选择题 （在备选答案中选择 1 个最佳答案，并把标号写在题后的括号内）

1. 骨伤科最常用的检查方法是（　　）

　　A. X 线透视　　　　　　　B. X 线平片　　　　　　　C. CT

　　D. MRI　　　　　　　　　E. ECT

2. 骨伤科 X 线检查一般采用的投照体位是（　　）

　　A. 正、侧位　　　　　　　B. 正、斜位　　　　　　　C. 侧、斜位

　　D. 正、轴位　　　　　　　E. 侧、轴位

3. 下列骨折中，不属于完全性骨折的是（　　）

A. 横断骨折   B. 青枝骨折   C. 压缩骨折

D. 螺旋形骨折   E. 斜形骨折

4. 根据骨折是否与外界相通,可把骨折分为 (　　)

  A. 外伤性骨折和不稳定性骨折

  B. 压缩性骨折和横行骨折

  C. 稳定性骨折和不稳定性骨折

  D. 完全性骨折和不完全性骨折

  E. 开放性骨折和闭合性骨折

5. 骨折的特有体征是 (　　)

  A. 疼痛   B. 功能障碍   C. 反常活动

  D. 肿胀   E. 瘀斑

6. 下列有关骨折的说法,哪一项不妥 (　　)

  A. 不同年龄,骨折的好发部位不同

  B. 有时看不到骨折线,只是骨的轮廓发生改变

  C. 多数合并有周围软组织的改变

  D. 松质骨骨折多表现为密度增加的致密线

  E. X 线平片正常便可除外骨折

7. 由于肌肉急剧而不协调的收缩可引起 (　　)

  A. 粉碎性骨折   B. 病理性骨折   C. 凹陷性骨折

  D. 压缩性骨折   E. 撕脱性骨折

8. 直接猛烈的暴力可引起 (　　)

  A. 粉碎性骨折   B. 病理性骨折   C. 疲劳性骨折

  D. 压缩性骨折   E. 撕脱性骨折

9. 由于骨内病变损坏了骨的正常支持能力而可致 (　　)

  A. 粉碎性骨折   B. 病理性骨折   C. 应力性骨折

  D. 压缩性骨折   E. 撕脱性骨折

10. 疲劳骨折的好发部位是 (　　)

  A. 肱骨   B. 股骨   C. 跟骨

  D. 第二跖骨   E. 耻骨

11. 疲劳骨折的骨折线多表现为 (　　)

  A. 边缘清楚的透明线

  B. 边缘模糊的透明线

  C. 骨折断端错位

D. 边缘模糊的带状密度增高阴影

E. 边缘清楚的带状密度增高阴影

12. 下列哪项不属于根据骨折线的形态进行分型的骨折是 （　　　）

  A. 线形骨折   B. 横形骨折   C. 斜形骨折

  D. 嵌入骨折   E. 螺旋形骨折

13. 临床上最多见的骨折移位是 （　　　）

  A. 侧方移位   B. 成角移位   C. 重叠缩短

  D. 旋转移位   E. 混合移位

14. 最容易引起骨折不连的移位是 （　　　）

  A. 成角移位   B. 侧方移位   C. 分离移位

  D. 旋转移位   E. 嵌插移位

15. 下列哪项不是骨折的直接征象 （　　　）

  A. 密度减低的线状透亮影

  B. 密度增加的线状致密影

  C. 骨小梁扭曲或紊乱

  D. 关节积血征

  E. 骨碎片脱落

16. 成年人骨折后出现骨痂的时间是 （　　　）

  A. 1～2周   B. 2～4周   C. 4～5周

  D. 5～6周   E. 6～8周

17. 下列都是骨折断端移位的X线诊断，除外 （　　　）

  A. 观察移位情况以近段为准

  B. 脊椎骨折以上位脊椎为准

  C. 骨折断端移位有侧方移位、成角移位、重叠缩短和旋转移位

  D. 存在明显横向或纵向移位称为对位不良

  E. 骨折段存在明显成角称为对线不良

18. 关于骨折X线诊断的论述，观点不正确的是 （　　　）

  A. 骨折线是骨折的直接X线征象

  B. 骨干骨折线应同滋养动脉管影鉴别

  C. 干骺端骨折线需与骺线鉴别

  D. 看不到骨折线即可确定无骨折发生

  E. X线中心线通过骨折断面时骨折线显示清楚

19. 下列为影响骨折愈合的因素，除外 （　　　）

A. 年龄及健康状况　　　　B. 断端的血运及接触面　　C. 性别

D. 损伤的程度　　　　　　E. 感染

20. 正常骨折愈合过程可分四个阶段，下列哪项不包括在内（　　　）

　　A. 肉芽组织修复期　　　　B. 纤维骨痂形成期　　　　C. 骨痂形成期

　　D. 骨性愈合期　　　　　　E. 塑型期

21. 少年儿童特有的骨折类型是（　　　）

　　A. 嵌插骨折　　　　　　　B. 粉碎性骨折　　　　　　C. 青枝骨折

　　D. 压缩骨折　　　　　　　E. 疲劳性骨折

22. 通常骨折的骨痂塑型期需要（　　　）

　　A. 3~6 个月　　　　　　　B. 6 个月~1 年　　　　　　C. 1~2 年

　　D. 2~4 年　　　　　　　　E. 4~6 年

23. 下列为骨折不愈合的 X 线表现，除外（　　　）

　　A. 骨折端萎缩、吸收并变细

　　B. 骨折间隙明显增宽，断面硬化

　　C. 骨折端有大量骨痂生长

　　D. 骨髓腔封闭

　　E. 假关节形成

24. 骨折愈合过程中，血肿机化的完成，一般在伤后的（　　　）

　　A. 1~2 周　　　　　　　　B. 2~3 周　　　　　　　　C. 3~4 周

　　D. 4~5 周　　　　　　　　E. 5~6 周

25. 骨折临床愈合后，骨痂的改造塑型取决于（　　　）

　　A. 局部血液供应　　　　　　　　B. 外固定的牢固性

　　C. 肢体活动及负重产生的应力　　D. 骨痂的多少和质量

　　E. 全身营养代谢情况

26. 下列均为骨折迟缓愈合的原因，但除外（　　　）

　　A. 全身营养代谢障碍　　　B. 过度牵引　　　　　　　C. 固定时间过长

　　D. 合并感染　　　　　　　E. 局部血运障碍

27. 骨折线从关节面开始经骨骺进入骺板属何种类型骨骺损伤（　　　）

　　A. Salter – Harris – Ⅰ型　　B. Salter – Harris – Ⅱ型　　C. Salter – Harris – Ⅲ型

　　D. Salter – Harris – Ⅳ型　　E. Salter – Harris – Ⅴ型

28. 骨骺损伤以哪种类型最多见（　　　）

　　A. Salter – Harris – Ⅰ型　　B. Salter – Harris – Ⅱ型　　C. Salter – Harris – Ⅲ型

　　D. Salter – Harris – Ⅳ型　　E. Salter – Harris – Ⅴ型

29. 有关骨骺损伤的论述，哪项观点错误（　　　）

    A. Ⅰ型损伤不累及干骺端

    B. 角征是诊断Ⅱ型损伤的重要征象

    C. Ⅲ型最常发生于胫骨远端

    D. Ⅳ型损伤预后良好

    E. Ⅴ型损伤可引起骨骺早闭

30. 关节脱位准确的定义是（　　　）

    A. 关节分离

    B. 关节囊扭伤并断裂

    C. 关节面失去正常对合关系

    D. 关节韧带断裂

    E. 关节出现畸形和弹性固定

31. 脱位发生率最高的关节是（　　　）

    A. 肩关节　　　　　　B. 肘关节　　　　　　C. 髋关节

    D. 膝关节　　　　　　E. 骶髂关节

32. 有关外伤性关节脱位的叙述，哪项不对（　　　）

    A. 均有明确的外伤史

    B. 肘关节发病率最高

    C. 受伤关节疼痛、肿胀，功能障碍

    D. 肩关节脱位合并骨折较少见

    E. X线平片对观察是否合并骨折有重要作用

33. 关节脱位的特有体征是（　　　）

    A. 疼痛与压痛　　　　B. 反常活动　　　　　C. 关节肿胀

    D. 关节面外露　　　　E. 弹性固定

34. 陈旧性脱位是指关节脱位后未复位的时间超过（　　　）

    A. 1～2周　　　　　　B. 2～3周　　　　　　C. 3～4周

    D. 4～5周　　　　　　E. 5～6周

35. 由于关节本身病变造成的脱位称为（　　　）

    A. 外伤性脱位　　　　B. 病理性脱位　　　　C. 先天性脱位

    D. 习惯性脱位　　　　E. 陈旧性脱位

36. 由于先天性发育缺陷引起的脱位，称为（　　　）

    A. 外伤性脱位　　　　B. 病理性脱位　　　　C. 先天性脱位

    D. 习惯性脱位　　　　E. 陈旧性脱位

37. 锁骨骨折的好发部位是（　　　）

    A. 肩峰端　　　　　　　　B. 中、外 1/3 交界处　　　　C. 中 1/3 段

    D. 中、内 1/3 交界处　　　E. 胸骨端

38. 锁骨骨折好发的人群是（　　　）

    A. 幼儿　　　　　　　　　B. 儿童　　　　　　　　　　C. 青年

    D. 中年　　　　　　　　　E. 老年

39. 锁骨中、外 1/3 交界处骨折，骨折内侧端通常的移位方向是（　　　）

    A. 上方　　　　　　　　　B. 前上方　　　　　　　　　C. 前下方

    D. 后上方　　　　　　　　E. 后下方

40. 关于肩胛骨骨折的论述，哪项不恰当（　　　）

    A. 骨折发生率较高

    B. 主要为直接暴力打击所致

    C. 骨折多呈粉碎性

    D. 常合并肋骨骨折

    E. 裂缝骨折需与营养血管沟鉴别

41. 肱骨外科颈骨折系指骨折发生在解剖颈下方（　　　）

    A. 2cm 以内　　　　　　　B. 2～3cm　　　　　　　　C. 1～2cm

    D. 1～3cm　　　　　　　　E. 4～5cm

42. 肱骨外科颈骨折好发的人群是（　　　）

    A. 幼儿　　　　　　　　　B. 儿童　　　　　　　　　　C. 青年

    D. 中年　　　　　　　　　E. 老年

43. 肱骨外科颈骨折最常见的骨折类型是（　　　）

    A. 外展型　　　　　　　　B. 内收型　　　　　　　　　C. 裂缝型

    D. 青枝型　　　　　　　　E. 伸展型

44. 肱骨外科颈内收型骨折的成角方向是（　　　）

    A. 向外成角　　　　　　　B. 向内成角　　　　　　　　C. 向前成角

    D. 向后成角　　　　　　　E. 向前外成角

45. 有关肩关节脱位的说法，哪项不妥（　　　）

    A. 常见于青壮年和老年人

    B. 在全身关节中脱位发生率最高

    C. 检查 Dugas 试验阳性

    D. 前脱位最常见

    E. 易合并大结节骨折

46. 导致肩关节易脱位的原因，哪项应除外（　　）

    A. 肩关节属球窝关节

    B. 肩关节活动范围最大

    C. 关节囊韧带松弛薄弱

    D. 关节囊前方缺乏韧带和肌肉覆盖

    E. 肩关节表浅，容易遭受外力打击

47. 肩关节脱位中，最常见的类型是（　　）

    A. 前脱位   B. 后脱位   C. 上脱位

    D. 下脱位   E. 外脱位

48. 肩关节前脱位中，最常见的类型是（　　）

    A. 喙突下脱位   B. 盂下脱位   C. 锁骨下脱位

    D. 肩峰下脱位   E. 胸腔内脱位

49. 肩关节脱位常并发的骨折是（　　）

    A. 肱骨外科颈骨折   B. 肱骨解剖颈骨折   C. 肱骨大结节骨折

    D. 肱骨小结节骨折   E. 肩胛盂骨折

50. 肩关节脱位可出现阳性体征的检查是（　　）

    A. 胸廓挤压试验   B. Dugas 试验   C. Thomas 试验

    D. "4" 字试验   E. 抽屉试验

51. 肱骨干的营养动脉进入骨干的部位是（　　）

    A. 上 1/3 段   B. 中 1/3 段   C. 下 1/3 段

    D. 中、上 1/3 段交界处   E. 中、下 1/3 段交界处

52. 肱骨干骨折的好发年龄为（　　）

    A. 10 岁以下   B. 20 岁以下   C. 30 岁以下

    D. 40 岁以下   E. 50 岁以下

53. 肱骨干三角肌止点以上骨折，骨折近端通常的移位方式是（　　）

    A. 向前、向内   B. 向后、向外   C. 外展、外旋

    D. 内收、内旋   E. 向前、向外

54. 肱骨干骨折容易合并神经损伤的部位是（　　）

    A. 上 1/3 段   B. 中 1/3 段   C. 下 1/3 段

    D. 中、上 1/3 段交界处   E. 中、下 1/3 段交界处

55. 在下列骨折中，容易发生迟缓愈合和不愈合的是（　　）

    A. 肱骨外科颈骨折   B. 肱骨干上 1/3 骨折   C. 肱骨干中 1/3 骨折

    D. 肱骨干下 1/3 骨折   E. 肱骨大结节骨折

56. 由于上肢重力的作用，肱骨干骨折断端常出现的移位是（　　　）

    A. 旋转移位　　　　　　　B. 成角移位　　　　　　　C. 重叠移位

    D. 分离移位　　　　　　　E. 侧方移位

57. 成人肘关节提携角的正常值为（　　　）

    A. $0° \sim 5°$　　　　　　　B. $5° \sim 10°$　　　　　　　C. $10° \sim 15°$

    D. $15° \sim 20°$　　　　　　E. $20° \sim 25°$

58. 肱骨髁上骨折最常见的类型是（　　　）

    A. 伸直型　　　　　　　　B. 屈曲型　　　　　　　　C. 青枝型

    D. 内收型　　　　　　　　E. 外展型

59. 伸直型肱骨髁上骨折的断端最常见的移位方向是（　　　）

    A. 远折端向后移位　　　　B. 近折端向后移位　　　　C. 远折端向前移位

    D. 近折端向桡侧移位　　　E. 近折端向尺侧移位

60. 肱骨髁上骨折最易损伤（　　　）

    A. 肱二头肌　　　　　　　B. 肱三头肌　　　　　　　C. 肱动、静脉

    D. 肌皮神经　　　　　　　E. 桡神经

61. 肱骨髁上骨折，有尺偏移位而未矫正时，最常见的后遗症是（　　　）

    A. 肘关节后脱位　　　　　B. 尺神经损伤　　　　　　C. 肘内翻畸形

    D. 肘关节前脱位　　　　　E. 前臂缺血性肌挛缩

62. 肱骨髁上骨折易出现的畸形是（　　　）

    A. 肘内翻　　　　　　　　B. 肘外翻　　　　　　　　C. 肘内旋

    D. 肘外旋　　　　　　　　E. 腕下垂

63. 有关肱骨髁上骨折的论述，哪项属错误（　　　）

    A. 发生率占肘部损伤首位

    B. 伸直型最常见，约占90%

    C. 屈曲型多发生于较大儿童、中青年人或老年人

    D. 青枝型X线征象细微，容易漏诊

    E. 治疗不当，易致肘外翻

64. 肱骨外髁骨骺骨折易出现的畸形是（　　　）

    A. 肘内翻　　　　　　　　B. 肘外翻　　　　　　　　C. 肘内旋

    D. 肘外旋　　　　　　　　E. 爪形手

65. 有关肱骨小头骨折的论述，哪项不妥（　　　）

    A. 大多发生于成年人　　　B. 发病率甚低　　　　　　C. 属关节内骨折

    D. 常累及部分肱骨滑车　　E. X线平片以正位片观察较佳

66. 关于肱骨髁间骨折，下述哪项不恰当（　　　）

A. 成人多见

B. 均为间接外力所致

C. 为严重的关节内骨折

D. 可分为伸直型、屈曲型和粉碎型

E. 骨折处肱骨内上髁上方常见三角形骨块

67. 关于桡骨头－颈骨折的描述，错误的是哪一项（　　　）

A. 儿童和成人发生率高

B. 主要为间接外力所致

C. 儿童仅表现为青枝骨折

D. 成人骨折常涉及关节面

E. 常呈细微骨折，容易漏诊

68. 关于尺骨鹰嘴骨折的说法，不正确的是（　　　）

A. 间接外力所致骨折占多数

B. 撕脱性骨折的骨折线一般呈横形

C. 粉碎性骨折多为间接暴力所致

D. 儿童多表现为骨骺分离

E. 侧位显示骨折较正位佳

69. 尺骨喙突骨折，下述不正确的是（　　　）

A. 临床较少见

B. 系由肱前肌猛烈收缩所致

C. 侧位显示较理想

D. 正位骨折无法显示

E. 骨折容易漏诊

70. 下列肘关节脱位中，哪一种脱位较为罕见（　　　）

A. 前方脱位　　　　　B. 后方脱位　　　　　C. 侧方脱位

D. 后外方脱位　　　　E. 后内方脱位

71. 肘关节后脱位可出现的畸形是（　　　）

A. 枪刺样畸形　　　　B. 靴状畸形　　　　　C. 餐叉样畸形

D. 方肩畸形　　　　　E. 铁铲样畸形

72. 肘关节脱位的叙述，错误的是（　　　）

A. 占全身大关节脱位的首位

B. 多发生于青少年及成人

C. 后脱位最常见

D. 前脱位伴发骨折少见

E. 陈旧性者常并发骨化性肌炎

73. 桡骨头半脱位最常见的年龄是（　　　）

A. 1 岁以下　　　　　　B. 2 岁以下　　　　　　C. 4 岁以下

D. 4～6 岁　　　　　　E. 6～10 岁

74. 有关桡骨头半脱位的论述，错误的观点是（　　　）

A. 也称牵拉肘

B. 多发生于 2 岁以下小儿

C. 患儿有前臂被牵拉史

D. 肘关节常呈半屈伸位固定

E. 桡骨头有压痛，前臂旋转时加剧

75. 桡骨头半脱位是由于（　　　）

A. 桡骨环状韧带松弛　　B. 尺骨环状韧带松弛　　C. 尺侧副韧带松弛

D. 桡侧副韧带松弛　　　E. 以上均不是

76. Monteggia 骨折是指（　　　）

A. 桡骨上 1/3 骨折合并桡骨头脱位

B. 桡骨下 1/3 骨折合并下尺桡关节脱位

C. 尺骨上 1/3 骨折合并桡骨头脱位

D. 尺骨上 1/3 骨折合并下尺桡关节脱位

E. 尺骨下 1/3 骨折合并桡骨头脱位

77. 下列 Monteggia 骨折的诊断要点，哪项有误（　　　）

A. 尺骨上 1/3 骨折合并桡骨头脱位

B. 桡骨上 1/3 骨折合并桡骨头脱位

C. 前臂旋转功能障碍

D. 伸直型骨折，桡骨头向前外方脱位

E. 内收型骨折，桡骨头向外方脱位

78. Monteggia 骨折最常见的类型是（　　　）

A. 伸直型　　　　　　　B. 屈曲型　　　　　　　C. 内收型

D. 外展型　　　　　　　E. 特殊型

79. 伸直型 Monteggia 骨折 X 线表现为（　　　）

A. 尺骨上 1/3 骨折向前成角，桡骨头向前脱位

B. 尺骨上 1/3 骨折向前成角，桡骨头向外脱位

C. 尺骨上 1/3 骨折向外成角，桡骨头向前脱位

D. 尺骨上 1/3 骨折向后成角，桡骨头向前脱位

E. 尺骨上 1/3 骨折向前成角，桡骨头向后脱位

80. 幼儿 Monteggia 骨折常见的类型是（　　）

    A. 伸直型　　　　　　　B. 屈曲型　　　　　　　C. 内收型

    D. 外展型　　　　　　　E. 特殊型

81. 成年 Monteggia 骨折常见的类型是（　　）

    A. 伸直型　　　　　　　B. 屈曲型　　　　　　　C. 内收型

    D. 外展型　　　　　　　E. 特殊型

82. 内收型 Monteggia 骨折的描述，不妥的是（　　）

    A. 多见于幼儿

    B. 骨折常发生于尺骨喙突下

    C. 完全性骨折罕见

    D. 桡骨头主要向前脱位

    E. 脱位最容易漏诊

83. 肱骨小头骨骺出现的时间是（　　）

    A. 1 岁以下　　　　　　B. 1~2 岁　　　　　　　C. 2~4 岁

    D. 4~6 岁　　　　　　　E. 6~8 岁

84. Galeazzi 骨折是指（　　）

    A. 桡骨上 1/3 骨折合并桡骨头脱位

    B. 桡骨下 1/3 骨折合并下尺桡关节脱位

    C. 尺骨上 1/3 骨折合并桡骨头脱位

    D. 尺骨上 1/3 骨折合并下尺桡关节脱位

    E. 尺骨下 1/3 骨折合并桡骨头脱位

85. 指出 Galeazzi 骨折描述中观点错误的是（　　）

    A. 系指桡骨上 1/3 骨折合并下尺桡关节脱位

    B. 桡骨远折段可向掌桡侧或尺背侧移位

    C. 下尺桡关节呈半脱位或全脱位

    D. 儿童桡骨骨折常呈青枝型

    E. 有时可伴有尺骨干骨折

86. 正常成年人的下尺桡关节间隙不得超过（　　）

    A. 1mm　　　　　　　　B. 2mm　　　　　　　　C. 3mm

    D. 4mm　　　　　　　　E. 5mm

87. Colles 骨折发生在 （　　　）

    A. 桡骨近端　　　　　　　B. 桡骨干　　　　　　　　C. 桡骨的任何部位

    D. 尺骨远端　　　　　　　E. 桡骨远端

88. Colles 骨折最有诊断意义的体征是 （　　　）

    A. 局部肿胀　　　　　　　B. 典型畸形　　　　　　　C. 局部压痛

    D. 反常活动　　　　　　　E. 手功能受限

89. Colles 骨折时，以下哪种情况最少见 （　　　）

    A. 骨折畸形愈合　　　　　B. 骨折不愈合　　　　　　C. 合并尺骨茎突骨折

    D. 合并三角骨骨折　　　　E. 合并下尺桡关节脱位

90. 指出 Colles 骨折叙述中哪项是错误的 （　　　）

    A. 指桡骨远端 2～3cm 以内的骨折

    B. 远折段向背侧、近侧移位

    C. 远折段向掌侧成角畸形

    D. 远折段向背侧成角畸形

    E. 合并尺骨茎突骨折

91. 关于 Colles 骨折，下述观点哪一项错误 （　　　）

    A. 是中老年人常见损伤

    B. 占腕部创伤发病率的首位

    C. 多为直接外力致伤

    D. 骨折远端向背侧、桡侧移位

    E. 骨折远端向掌侧成角

92. Colles 骨折 X 线所见哪一项不正确 （　　　）

    A. 骨折发生在桡骨腕关节面上方 2～3cm 内

    B. 骨折线多为横形

    C. 远折端向背侧、桡侧倾斜移位

    D. 前倾角变小或呈负角

    E. 远折段向背侧成角

93. Colles 骨折的断端移位情况是 （　　　）

    A. 骨折近端向背侧、桡侧移位

    B. 骨折远端向掌侧、桡侧移位

    C. 骨折远端向背侧、桡侧移位

    D. 骨折远端向掌侧、尺侧移位

    E. 骨折远端向掌侧倾斜，合并桡骨头脱位

94. Colles 骨折不常伴有的损伤是 （　　）

    A. 尺骨茎突骨折　　　　　B. 下尺桡关节脱位　　　C. 腕三角骨骨折

    D. 腕豆状骨骨折　　　　　E. 腕舟骨骨折

95. 反 Colles 骨折是指 （　　）

    A. 伸直型桡骨远端骨折

    B. 屈曲型桡骨远端骨折

    C. 桡骨远端茎突骨折

    D. 背侧缘劈裂桡骨远端骨折

    E. 掌侧缘劈裂桡骨远端骨折

96. 在 Smith 骨折的描述中，找出错误的一项 （　　）

    A. 也称反 Colles 骨折　　　B. 骨折较 Colles 骨折少见　　C. 仅为间接外力致伤

    D. 骨折远端向掌侧移位　　E. 前倾角增大

97. 关于 Smith 骨折，下述哪项不恰当 （　　）

    A. 发生于桡骨远端 2～3cm 以内骨折

    B. 骨折远端向掌侧移位

    C. 可合并下尺桡关节脱位

    D. 手腕呈枪刺样畸形

    E. 前倾角变小

98. 在桡骨远端骨折类型中，最常见的骨折是 （　　）

    A. 伸直型桡骨远端骨折

    B. 屈曲型桡骨远端骨折

    C. 桡骨远端茎突骨折

    D. 桡骨远端背侧缘劈裂型骨折

    E. 桡骨远端掌侧缘劈裂型骨折

99. Barton 骨折通常是指 （　　）

    A. 伸直型桡骨远端骨折

    B. 屈曲型桡骨远端骨折

    C. 桡骨远端茎突骨折

    D. 背侧缘劈裂型桡骨远端骨折

    E. 掌侧缘劈裂型桡骨远端骨折

100. 下列都是腕舟骨骨折的 X 线诊断基础，除外 （　　）

    A. 舟骨骨折是腕骨最常见的骨折

    B. 按部位可分为腰部、近端、远端和结节部骨折

C. 舟骨骨折愈合过程中骨痂很少或无骨痂

D. 结节部骨折最多见

E. 舟骨近端骨折常合并缺血性坏死

101. 关于腕舟骨骨折，下述观点不正确的是（　　　）

A. 多为间接外力致伤

B. 属关节内骨折

C. 最好发于舟骨腰部

D. 手部"鼻烟窝"可有明显压痛

E. 舟骨远端骨折常合并缺血性坏死

102. 手部"鼻烟窝"有明显压痛，首先应高度怀疑（　　　）

A. 钩骨骨折　　　　　B. 月骨骨折　　　　　C. 三角骨骨折

D. 豆状骨骨折　　　　E. 舟骨骨折

103. 腕部骨折哪个最常见（　　　）

A. 舟骨骨折　　　　　B. 月骨骨折　　　　　C. 三角骨骨折

D. 钩状骨骨折　　　　E. 大多角骨

104. 腕骨脱位中较多见的腕骨是（　　　）

A. 舟骨　　　　　　　B. 豆状骨　　　　　　C. 月骨

D. 小多角骨　　　　　E. 大多角骨

105. 关于 Bennett 骨折，下列观点哪项不对（　　　）

A. 指第一掌骨基底部骨折伴腕掌关节脱位

B. 多为间接外力致伤

C. 骨折线斜行，并涉及掌腕关节

D. 骨折比较稳定

E. 易产生畸形愈合

106. 股骨头骨骺滑脱的 X 线表现，不符合的是（　　　）

A. 股骨头骺线增宽

B. 股骨头骨骺向内下或后下方移位

C. 头颈上缘变直

D. 正常头颈曲线消失

E. 颈干角明显增大

107. 髋关节脱位最多见的类型是（　　　）

A. 前脱位　　　　　　B. 后脱位　　　　　　C. 中心型脱位

D. 合并髋臼骨折的脱位　E. 合并股骨头骨折的脱位

108. 外伤后下肢短缩，髋关节屈曲、内收、内旋畸形应诊断为（　　）

    A. 肩关节脱位　　　　　B. 肘关节脱位　　　　　C. 髋关节后上脱位

    D. 髋关节前下脱位　　　E. 髋关节中心脱位

109. 髋关节脱位的 X 线表现，哪项不符合（　　）

    A. 股骨头脱出髋臼窝，股骨头与髋臼关节失常

    B. 股骨头与髋臼上部重叠

    C. 股骨呈内收、内旋畸形

    D. 股骨小粗隆突出、大粗隆消失

    E. 并发髋臼后缘骨折

110. 髋关节前脱位的描述，哪项有误（　　）

    A. 髋关节前脱位较后脱位少见

    B. 髋关节疼痛，功能丧失

    C. 股骨头移位于闭孔前方或耻骨上支附近

    D. 髋关节呈内旋、内收

    E. 股骨干呈外展水平位

111. 有关股骨颈骨折的论述，指出观点不正确的是（　　）

    A. 为髋部最多见的创伤

    B. 老年人发生率较高

    C. 外展型骨折最多见

    D. 内收型骨折多不稳定

    E. 头下骨折易发生股骨头缺血性坏死

112. 股骨颈骨折最常见的并发症是（　　）

    A. 骨感染　　　　　　　B. 不愈合　　　　　　　C. 骨梗死

    D. 股骨头缺血性坏死　　E. 创伤性关节炎

113. 下列哪项不是股骨颈骨折的 X 线诊断基础（　　）

    A. 股骨颈骨折多见于老年人

    B. 股骨颈骨折常为直接暴力所致

    C. 根据骨折部位可分为头下、颈部和基底部骨折三型

    D. 头下和颈部骨折属关节内骨折，易发生股骨头缺血性坏死

    E. 基底部骨折属关节外骨折，愈合良好

114. 关于内收型股骨颈骨折的描述，不正确的是（　　）

    A. 骨折不稳定　　　　　B. 血运破坏大　　　　　C. 骨折局部剪切力大

    D. Linton 角小于 60°　　E. 愈合后并发症多

115. 有关股骨转子间骨折的说法，不正确的是（　　）

    A. 骨折发生率略低于股骨颈骨折

    B. 属关节囊外骨折，骨折易愈合

    C. 骨折累及颈基底部、转子间线及大、小转子

    D. 颈干角增大

    E. 较少发生股骨头缺血性坏死

116. 关于股骨髁上骨折的说法，不对的是（　　）

    A. 为发生于腓肠肌起点上 2~4cm 范围内的骨折

    B. 分为屈曲型和伸直型，其中屈曲型较多见

    C. 屈曲型骨折线由后上斜行向前下

    D. 屈曲型骨折正常髁干角变大

    E. 伸直型骨折远端向前屈曲移位

117. 有关髌骨骨折的 X 线诊断，不恰当的是（　　）

    A. 横断骨折多发生在髌骨腰部

    B. 粉碎性骨折移位可不明显

    C. 正侧位未见骨折线即可除外骨折

    D. 多伴有髌上囊积血

    E. 诊断有时需与二分髌骨鉴别

118. 关于髌骨骨折，下列描述错误的是（　　）

    A. 占膝部骨损伤的首位

    B. 直接或间接外力均可致伤

    C. 纵形骨折于侧位显示最清楚

    D. 横形骨折的折端常呈上、下分离错位

    E. 髌骨易伴发膝关节创伤性滑膜炎

119. 胫骨髁最多见的骨折是（　　）

    A. 外髁骨折   B. 内髁骨折   C. 髁间骨折

    D. 髁下骨折   E. 双髁骨折

120. 胫腓骨干骨折的 X 线诊断正确的是（　　）

    A. 胫腓骨干骨折以老年多见

    B. 胫腓骨干骨折均为直接暴力所致

    C. 胫骨下 1/3 骨折易发生延迟愈合或不愈合

    D. 胫腓骨干骨折以腓骨骨折最多见

    E. 单独胫骨或腓骨骨折，其骨折端多明显错位

121. 7 岁男孩，外伤后 X 线摄片示右胫骨骨干外侧骨皮质出现皱褶，可诊断为（　　　）

    A. 正常   B. 青枝骨折   C. 骨骺分离

    D. 压缩性骨折   E. 凹陷骨折

122. 踝关节创伤以哪种类型最常见（　　　）

    A. 旋后 – 外旋型   B. 旋前 – 外旋型   C. 旋前 – 外展型

    D. 旋后 – 内收型   E. 垂直压缩型

123. 下列哪项不是踝关节旋后 – 外旋型损伤的 X 线表现（　　　）

    A. 胫腓前结节撕脱骨折

    B. 外踝于下胫腓联合水平处骨折，骨折线呈前下至后上斜形

    C. 内踝骨折，骨折线自踝穴的内上角向内上方斜行

    D. 后踝纵形骨折

    E. 下胫腓联合分离

124. X 线平片显示单独内踝骨折，此属于踝部何种类型损伤（　　　）

    A. 旋后 – 外旋型   B. 旋前 – 外旋型   C. 旋前 – 外展型

    D. 旋后 – 内收型   E. 垂直压缩型

125. Maisonneuve 骨折可见于踝部哪种类型损伤（　　　）

    A. 旋后 – 外旋型   B. 旋前 – 外旋型   C. 旋前 – 外展型

    D. 旋后 – 内收型   E. 垂直压缩型

126. 后踝骨折相对较少见的是（　　　）

    A. 旋后 – 外旋型损伤   B. 旋前 – 外旋型损伤   C. 旋前 – 外展型损伤

    D. 旋后 – 内收型损伤   E. 垂直压缩型损伤

127. Maisonneuve 骨折是指（　　　）

    A. 腓骨上 1/4 螺旋形骨折伴下胫腓关节的完全分离

    B. 胫骨下端前结节撕脱骨折

    C. 单纯外踝骨折

    D. 单纯内踝骨折

    E. 单纯后踝骨折

128. 全跟距关节塌陷骨折，通常跟骨结节角和跟骨轴位角的变化规律是（　　　）

    A. 跟骨结节角增大，跟骨轴位角增大

    B. 跟骨结节角减小，跟骨轴位角减小

    C. 跟骨结节角增大，跟骨轴位角减小

    D. 跟骨结节角不变，跟骨轴位角减小

E. 跟骨结节角减小，跟骨轴位角增大

129. 跟骨结节关节角也称 Bohler 角，正常角度数是（　　）

    A. 5°～15°　　　　　　　B. 15°～25°　　　　　　　C. 25°～35°

    D. 35°～40°　　　　　　E. 40°～50°

130. 有关跟骨骨折的知识，下述观点哪项不恰当（　　）

    A. 为足部跗骨中较多见的骨折

    B. 常与脊椎骨折同时发生

    C. X 线检查常规摄正侧位片

    D. 跟骨结节角可变小

    E. 涉及关节的骨折易导致创伤性关节炎

131. 关于距骨骨折，下列描述哪项不妥（　　）

    A. 骨折常发生于距骨颈及体部

    B. 骨折线大多呈垂直纵行

    C. 体部骨折常合并脱位

    D. 体部骨折后易并发头颈部缺血性坏死

    E. 距骨后突骨折需与距骨后三角骨鉴别

132. 跖骨骨折 X 线平片所见，不正确的是（　　）

    A. 直接暴力常造成多发骨折

    B. 骨折可发生于跖骨颈、干或基底部

    C. 骨折线有横形、斜形或粉碎形

    D. 第五跖骨基底部骨折折线大多呈纵形

    E. 第二跖骨是疲劳性骨折好发部位

133. 下列哪项不是跖骨骨折的 X 线诊断基础（　　）

    A. 基底部骨折最多见

    B. 体部骨折最少见

    C. 横断骨折最多见

    D. 第五跖骨基底部骨折最易发生

    E. 粉碎性骨折较少见

134. 关于趾骨骨折的描述，哪一项有误（　　）

    A. 趾骨骨折占足部骨折的第一位

    B. 多为压砸伤或踢碰硬物所致

    C. 骨折线形态多样，与外力种类有关

    D. 怀疑骨折者常规应拍摄正侧位片

E. 诊断时需与籽骨鉴别

135. 椎体骨折的 X 线诊断，下述观点哪项不对（　　　）

    A. 椎体压缩骨折最常见

    B. 骨折多发生在脊椎活动范围较大的部位

    C. 压缩骨折只发生于单一椎体

    D. 侧位表现为椎体楔状变形

    E. 严重者表现为椎体爆裂骨折

136. 属于不稳定性脊柱骨折的是（　　　）

    A. 压缩 1/3 的椎体骨折　　B. 单纯横突骨折　　　　C. 单纯棘突骨折

    D. 粉碎性压缩骨折　　　E. 压缩 1/4 的椎体骨折

137. 下列为单纯压缩性骨折的 X 线征象，除外（　　　）

    A. 椎体楔状变形，前缘压缩约 1/4

    B. 椎体前上角可见骨折片

    C. 椎体后缘线断裂、S 状变形及一段后移

    D. 椎体内可见横形致密影

    E. 椎体前缘皮质皱褶、嵌入

138. 关于寰椎脱位，下述不正确的是（　　　）

    A. 分为外伤性脱位和自发性脱位，以前者多见

    B. 多为向前方脱位

    C. 侧位片寰椎前结节与齿状突间隙增宽

    D. 一侧脱位时，寰 - 枢椎开口位示寰椎轴线与齿状突轴线分离

    E. 咽喉壁软组织可增宽

139. 指出哪种骨折容易导致肝、脾损伤（　　　）

    A. 腰椎骨折　　　　　　B. 肋骨骨折　　　　　　C. 髂骨骨折

    D. 骶骨骨折　　　　　　E. 股骨干骨折

140. 肋骨骨折的好发部位是（　　　）

    A. 第 1～3 肋　　　　　B. 第 4～7 肋　　　　　C. 第 8～9 肋

    D. 第 9～10 肋　　　　　E. 第 10～12 肋

141. 骨盆环由下列哪些结构组成（　　　）

    A. 髂骨与骶、尾骨　　　B. 耻、坐骨与骶、尾骨　　C. 髋骨与骶、尾骨

    D. 髋骨与尾骨　　　　　E. 耻、坐骨与骶骨

142. 骨盆骨折最重要的体征是（　　　）

    A. 畸形　　　　　　　　B. 反常活动

C. 局部压痛及间接挤压痛　　D. 骨擦音及骨擦感

E. 肿胀及瘀斑

143. 关于骨盆环骨折，下述不恰当的是哪项（　　　）

　　A. 骨折线贯穿骨盆环状结构，骨盆环中断

　　B. 骨盆环后半部较前半部更容易骨折

　　C. 骨折可单发或多发

　　D. 多发骨折常有明显移位

　　E. 多发骨折常伴有盆腔内脏损伤

144. 女，5 岁，跌伤致肘关节肿胀疼痛，功能障碍。X 线摄片如图 3－1 所示，应诊断为（　　　）

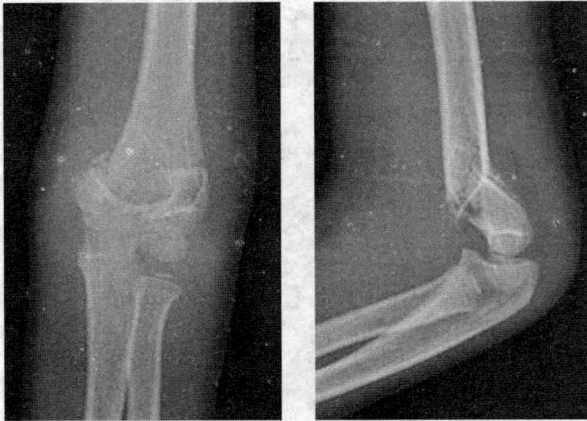

图 3－1

　　A. 肱骨髁上骨折（伸直尺偏型）

　　B. 肱骨髁上骨折（伸直桡偏型）

　　C. 肱骨髁上骨折（屈曲桡偏型）

　　D. 肱骨髁上骨折（屈曲尺偏型）

　　E. 肱骨髁上骨折（青枝型）

145. 男，35 岁，前臂外伤后 X 线摄片如图 3－2，应诊断为（　　　）

　　A. Monteggia 骨折（伸直型）

　　B. Monteggia 骨折（屈曲型）

　　C. Monteggia 骨折（内收型）

　　D. Galeazzi 骨折

　　E. 尺骨上段骨折

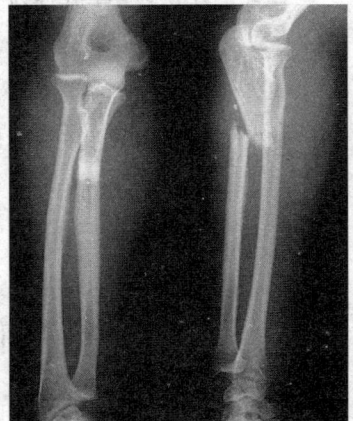

图 3－2

146. 男，40 岁，前臂外伤后 X 线摄片如图 3 - 3 所示，应诊断为（　　　）

    A. Monteggia 骨折（伸直型）

    B. Monteggia 骨折（屈曲型）

    C. Monteggia 骨折（内收型）

    D. Galeazzi 骨折

    E. 桡骨下段骨折

147. 男，35 岁，手腕部外伤后 X 线摄片如图 3 - 4，应诊断为（　　　）

    A. 第一掌骨基底部骨折　　B. 第一掌腕关节脱位　　　C. Bennett 骨折

    D. 大多角骨骨折　　　　　E. 第二掌骨基底部骨折

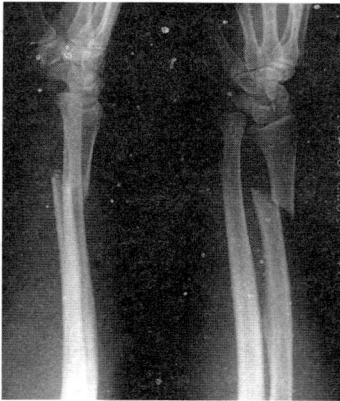

图 3 - 3

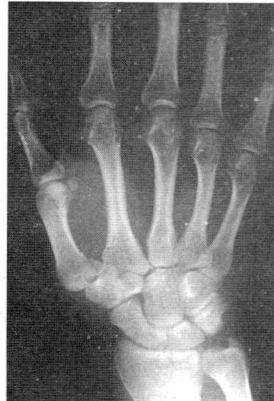

图 3 - 4

148. 男，24 岁，外伤后肩关节肿痛，功能障碍。检查：肩关节活动受限，肩关节窝空虚，并呈弹性固定，Dugas 试验阳性。X 线检查如图 3 - 5 所示，可考虑诊断为（　　　）

    A. 肩关节前脱位（盂下型）

    B. 肩关节前脱位（喙突下型）

    C. 肩关节前脱位（锁骨下型）

    D. 肩关节后脱位（肩胛骨下型）

    E. 肩关节后脱位（肩峰下型）

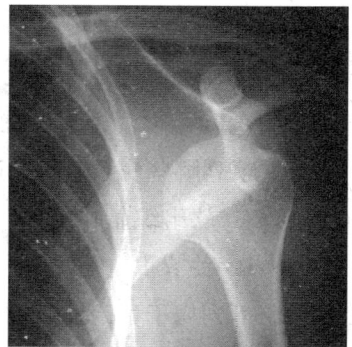

图 3 - 5

149. 女，34 岁，右踝关节不慎扭伤 1 小时就诊。X 线摄片如图 3 - 6 所示，应诊断为（　　　）

    A. 旋后 - 外旋型　　　　B. 旋前 - 外旋型　　　　　C. 旋前 - 外展型

    D. 旋后 - 内收型　　　　E. 垂直压缩型

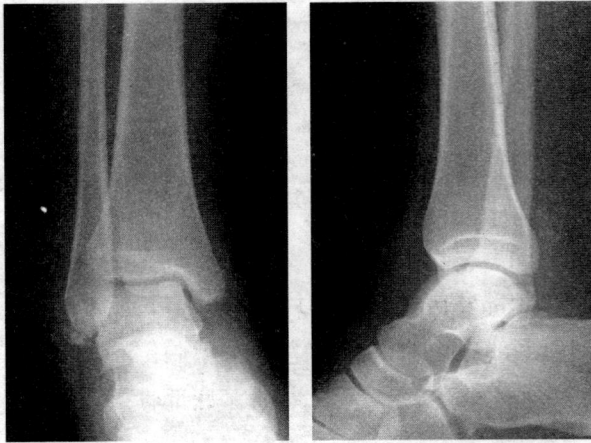

图 3 - 6

150. 半月板撕裂的 MRI 表现是（　　　）

    A. 半月板内点状高信号

    B. 半月板内小结节状高信号

    C. 半月板内水平走向的线样高信号，未达半月板关节面

    D. 半月板内复杂形态的高信号，未达半月板关节面

    E. 半月板内线状或复杂形态的高信号并延伸至半月板关节面

151. MRI 检查肩袖损伤，以哪一种扫描方位显示最准确和最敏感（　　　）

    A. 冠状斜位   B. 冠状位   C. 矢状位

    D. 横轴位   E. 以上都对

五、多项选择题（在备选答案中有 2～5 个是正确的，将其全部选出并把标号写在题后的括号内，错选或漏选不给分）

1. 下列哪些属于骨折的间接征象（　　　）

    A. 软组织血肿   B. 肱骨前倾角变小   C. 骨小梁扭曲或紊乱

    D. 关节积血征   E. 骨碎片脱落

2. 下列属于稳定性骨折的有（　　　）

    A. 斜形骨折   B. 裂缝骨折   C. 螺旋形骨折

    D. 粉碎性骨折   E. 横断骨折

3. 下列属于不完全性骨折的有（　　　）

    A. 粉碎性骨折   B. 青枝骨折   C. 撕脱骨折

    D. 裂缝骨折   E. 斜形骨折

4. 诊断骨折时，需与下列哪些情况鉴别（　　　）

A. 营养血管沟　　　　　B. 骨骺线　　　　　C. 颅缝

D. 假骨折线　　　　　E. 籽骨

5. 导致骨折断端移位的主要原因有（　　　）

A. 外伤暴力的推移

B. 骨折后出血

C. 外伤时周围肌肉的痉挛收缩

D. 不恰当的搬运

E. 治疗不妥

6. 下列符合骨折骨性愈合标准的 X 线表现有（　　　）

A. 骨折线模糊　　　　　B. 骨折线消失　　　　　C. 有效骨痂形成

D. 骨小梁通过骨折线　　　E. 骨髓腔沟通

7. 骨折不愈合的 X 线征象包括（　　　）

A. 骨折端骨质疏松

B. 骨折端周围无新生骨痂生长

C. 骨折断端吸收、萎缩、变细，局部硬化、光滑

D. 骨折间隙显著增宽，假关节形成

E. 骨痂多但不能成桥跨越断端

8. 造成骨折不愈合的原因包括（　　　）

A. 断骨分离　　　　　B. 治疗不当　　　　　C. 血运障碍

D. 合并感染　　　　　E. 软组织嵌入

9. 创伤性关节炎的 X 线征象包括（　　　）

A. 关节间隙狭窄　　　B. 关节面增生硬化　　　C. 关节面下囊性变

D. 边缘骨赘形成　　　E. 周围韧带骨化

10. 在 Salter – Harris 骨骺损伤分型中，属于关节内损伤的有（　　　）

A. Ⅰ 型　　　　　B. Ⅱ 型　　　　　C. Ⅲ 型

D. Ⅳ 型　　　　　E. Ⅴ 型

11. 在 Salter – Harris 骨骺损伤五种类型中，预后较好的有（　　　）

A. Ⅰ 型　　　　　B. Ⅱ 型　　　　　C. Ⅲ 型

D. Ⅳ 型　　　　　E. Ⅴ 型

12. 锁骨骨折的临床表现有（　　　）

A. 有明确的外伤史　　　B. 局部疼痛、肿胀　　　C. 活动受限

D. 上肢外展、上举受限　E. 断端隆起畸形

13. 肱骨外科颈内收型骨折移位特点包括（　　　）

A. 断端内侧皮质嵌插　　　B. 断端内侧皮质分离　　　C. 断端外侧皮质嵌插

D. 断端外侧皮质分离　　　E. 断端向外成角

14. 肱骨外科颈外展型骨折移位特点包括（　　　）

A. 断端内侧皮质嵌插　　　B. 断端内侧皮质分离　　　C. 断端外侧皮质嵌插

D. 断端外侧皮质分离　　　E. 断端向内成角

15. 肩关节前脱位常见的类型有（　　　）

A. 喙突下型　　　　　　　B. 肩胛骨下型　　　　　　C. 盂下型

D. 肩峰下型　　　　　　　E. 锁骨下型

16. 肩关节后脱位常见的类型有（　　　）

A. 喙突下型　　　　　　　B. 肩胛骨下型　　　　　　C. 盂下型

D. 肩峰下型　　　　　　　E. 锁骨下型

17. 儿童肱骨髁上好发骨折的原因有（　　　）

A. 儿童骨骼细小

B. 肱骨髁与肱骨干之间结构较薄弱

C. 此处容易受到外力打击

D. 软组织相对薄弱

E. 应力上相对薄弱

18. 肱骨髁上骨折常见骨折类型包括（　　　）

A. 伸直型　　　　　　　　B. 屈曲型　　　　　　　　C. 外展型

D. 内收型　　　　　　　　E. 青枝型

19. 肱骨髁间骨折常见骨折类型包括（　　　）

A. 伸直型　　　　　　　　B. 屈曲型　　　　　　　　C. 粉碎型

D. 内收型　　　　　　　　E. 外展型

20. 青枝型肱骨髁上骨折的 X 线表现有（　　　）

A. 一侧骨皮质轻微成角、皱褶

B. 局部骨小梁扭曲

C. 鹰嘴窝皮质折断

D. 喙突窝皮质断裂

E. 前倾角变小

21. 下列骨折中，属于关节内骨折的有（　　　）

A. 肱骨外髁骨骺骨折　　　B. 肱骨髁上骨折　　　　　C. 肱骨外上髁骨折

D. 肱骨内上髁骨折　　　　E. 肱骨小头骨折

22. 肱骨外髁骨骺骨折常见的类型包括（　　　）

A. 无移位型   B. 侧方移位型   C. 旋转移位型

D. 骨折脱位型   E. 特殊型

23. Monteggia 骨折的类型包括 （　　　）

A. 伸直型   B. 屈曲型   C. 内收型

D. 外展型   E. 特殊型

24. Colles 骨折典型的移位包括 （　　　）

A. 远侧端向尺侧移位   B. 近侧端向背侧移位   C. 远侧端向背侧移位

D. 近侧端向尺侧移位   E. 远侧端向桡侧移位

25. 典型 Colles 骨折的 X 线表现包括 （　　　）

A. 桡骨远端骨折块向背侧移位

B. 桡骨远端骨折块向桡侧移位

C. 骨折处向掌侧成角

D. 桡骨缩短，骨折处背侧骨质嵌入或粉碎性骨折

E. 桡骨远端骨折块旋后

26. Smith 骨折即属于 （　　　）

A. 伸直型桡骨远端骨折

B. 屈曲型桡骨远端骨折

C. 反 Colles 骨折

D. 背侧缘劈裂型桡骨远端骨折

E. 掌侧缘劈裂型桡骨远端骨折

27. 伸直型桡骨远端骨折的移位特点有 （　　　）

A. 远折端向背侧移位   B. 远折端向桡侧移位   C. 骨折端向掌侧成角

D. 骨折端向背侧成角   E. 掌倾角变小

28. 屈曲型桡骨远端骨折的移位特点有 （　　　）

A. 远折端向背侧移位   B. 远折端向掌侧移位   C. 骨折端向掌侧成角

D. 骨折端向背侧成角   E. 掌倾角变大

29. 伸直型 Monteggia 骨折的移位特点有 （　　　）

A. 尺骨骨折向前成角   B. 尺骨骨折向后成角   C. 桡骨头向前脱出

D. 桡骨头向外脱出   E. 桡骨头向后脱出

30. 屈曲型 Monteggia 骨折的移位特点有 （　　　）

A. 尺骨骨折向后成角   B. 尺骨骨折向前成角   C. 桡骨头向前脱出

D. 桡骨头向外脱出   E. 桡骨头向后脱出

31. 内收型 Monteggia 骨折的移位特点有 （　　　）

A. 尺骨骨折向前侧方成角　　B. 尺骨骨折向外成角　　C. 桡骨头向前脱出

D. 桡骨头向外脱出　　　　　E. 桡骨头向后脱出

32. 下列属于稳定性 Galeazzi 骨折的有（　　　）

A. 桡骨干下 1/3 横形骨折、下尺桡关节脱位

B. 桡骨干下 1/3 螺旋形骨折、下尺桡关节脱位

C. 桡骨干下 1/3 斜形骨折、下尺桡关节脱位

D. 桡尺骨干下 1/3 双骨折、下尺桡关节脱位

E. 儿童桡骨干下 1/3 青枝骨折、尺骨下端骨骺分离

33. 下列属于不稳定性 Galeazzi 骨折的有（　　　）

A. 桡骨干下 1/3 横形骨折、下尺桡关节脱位

B. 桡骨干下 1/3 螺旋形骨折、下尺桡关节脱位

C. 桡骨干下 1/3 斜形骨折、下尺桡关节脱位

D. 桡尺骨干下 1/3 粉碎性骨折、下尺桡关节脱位

E. 儿童桡骨干下 1/3 青枝骨折、尺骨下端骨骺分离

34. 临床疑诊腕舟骨骨折，X 线摄片应包括（　　　）

A. 正位　　　　　　　　B. 侧位　　　　　　　　C. 斜位

D. 尺偏斜位　　　　　　E. 桡偏斜位

35. 髋关节后脱位下肢通常表现的畸形为（　　　）

A. 屈曲　　　　　　　　B. 内旋　　　　　　　　C. 外旋

D. 内收　　　　　　　　E. 外展

36. 髋关节前脱位下肢通常表现的畸形为（　　　）

A. 屈曲　　　　　　　　B. 内旋　　　　　　　　C. 外旋

D. 内收　　　　　　　　E. 外展

37. 关于外展型股骨颈骨折的描述，正确的有（　　　）

A. 骨折稳定性好　　　　B. 血运相对破坏大　　　C. 骨折局部剪切力大

D. Linton 角小于 60°　　E. 容易并发股骨头缺血性坏死

38. 根据骨折发生部位的不同，股骨颈骨折可分为（　　　）

A. 头下型骨折　　　　　B. 囊内型　　　　　　　C. 颈中段骨折

D. 囊外型　　　　　　　E. 颈基底部骨折

39. 内收型股骨颈骨折远折端移位方式包括（　　　）

A. 内收　　　　　　　　B. 内旋　　　　　　　　C. 外展

D. 外旋　　　　　　　　E. 上移

40. 下列不同类型的股骨颈骨折中，预后相对较差的有（　　　）

A. 囊内骨折 　　　　B. 基底部骨折 　　　　C. 头下型骨折

D. 囊外骨折 　　　　E. 内收型骨折

41. 符合内收型股骨颈骨折病理生理特点的有（　　　）

A. 骨折移位明显 　　　B. 局部血运破坏大 　　　C. 颈干角变小

D. Linton 角小于 30° 　　E. 骨折愈合率低

42. 内收型股骨颈骨折，符合其角度改变的有（　　　）

A. 颈干角增大 　　　B. 前倾角增大 　　　C. Linton 角大于 60°

D. 颈干角变小 　　　E. 前倾角变小

43. 股骨颈骨折常见的并发症包括（　　　）

A. 骨折不愈合 　　　B. 骨化性肌炎 　　　C. 股骨头缺血性坏死

D. 化脓性骨髓炎 　　　E. 创伤性关节炎

44. 下列骨折中，哪些容易并发缺血性坏死（　　　）

A. 股骨颈骨折 　　　B. 股骨干骨折 　　　C. 腕舟骨近端骨折

D. 肱骨干骨折 　　　E. 桡骨远端骨折

45. 符合股骨转子间骨折 X 线所见的有（　　　）

A. 骨折线多呈斜形或粉碎性

B. 骨折常累及颈基底部、粗隆间线及大、小转子

C. 稳定性骨折线从大粗隆内下斜向小转子

D. 不稳定性骨折线从小转子上方斜向大转子下方

E. 颈干角变小

46. 股骨干上段骨折折端通常的移位方式有（　　　）

A. 近端向前移位

B. 近端向后移位

C. 近端外旋、外展

D. 远端向外、前及上方移位

E. 远端向内、后及上方移位

47. 符合踝关节旋前－外展型损伤 X 线表现的有（　　　）

A. 内踝撕脱骨折，折线横行于踝关节水平间隙以下

B. 下胫腓联合分离

C. 外踝于下胫腓联合水平处骨折，折线呈前下至后上斜形

D. 外踝骨折，骨折处位于踝关节水平间隙以上，折线呈短斜形

E. 胫骨下端粉碎性骨折，滑车关节面压缩

48. 符合踝关节垂直压缩型损伤 X 线改变的有（　　　）

    A. 胫骨下端粉碎性骨折

    B. 下胫腓联合分离

    C. 内、外踝骨折并向两侧分离

    D. 腓骨上 1/4 螺旋形骨折

    E. 滑车关节面压缩

49. 不累及跟距关节的骨折包括（　　　）

    A. 跟骨结节纵形骨折

    B. 跟骨载距突骨折

    C. 跟骨关节外侧塌陷骨折

    D. 跟骨体骨折

    E. 跟骨横形骨折

50. 怀疑寰 - 枢椎骨折脱位应拍摄（　　　）

    A. 正位片   B. 侧位片   C. 左斜位片

    D. 右斜位片   E. 张口正位片

51. 下列哪些征象提示腰椎爆裂骨折（　　　）

    A. 腰椎楔状变形，前缘压缩 1/3

    B. 椎弓根距明显增宽

    C. 棘突骨折

    D. 椎体后缘线断裂并呈 S 状变形

    E. 椎体后上角骨碎片后移至椎管内

52. 属于骨盆环骨折的有（　　　）

    A. 髂骨翼边缘骨折

    B. 单侧耻骨下支骨折

    C. 双侧耻骨上、下支骨折

    D. 髂前上棘骨折

    E. 耻骨支骨折伴耻骨联合分离

53. 关于韧带撕裂的 MRI 表现，正确的有（　　　）

    A. 位置异常   B. T_2WI 上呈高信号   C. 韧带增宽

    D. T_1WI 呈低信号   E. 关节积液

54. 关于肩关节病变的 MRI 检查，正确的有（　　　）

    A. MRI 可显示肌腱炎

    B. 肩袖撕裂时，质子密度加权像容易显示

    C. MRI 可显示肩袖结构

D. 肩袖撕裂时，T_1WI 可显示肌腱撕裂处的液体

E. 肌腱完全断裂时，T_2WI 可显示肩峰部位三角肌下的滑膜囊

六、问答题

1. 骨骺损伤如何分型？

2. 试述骨折的愈合过程。

3. 简述髋关节脱位分型及其 X 线表现。

4. CT 扫描对检查脊柱外伤有何优点？

5. 简述半月板损伤的 MRI 分级及其表现。

6. 膝关节交叉韧带损伤有哪些影像学表现？

7. 肩袖撕裂 MRI 有哪些表现？

答案部分

一、名词解释

1. 是指骨或软骨的完整性或连续性发生部分或全部的断裂。

2. 是指骨内的病变破坏了骨的正常结构，或全身骨疾患造成骨失去正常支持能力，即使轻微的外力也可产生的骨折。

3. 是指长期、反复、多次的外力作用于正常骨的某一部位引起的骨折。

4. 似嫩柳枝折断时外皮相连的骨折，为发生于儿童的常见不完全性骨折，骨折时骨皮质不易断离其连续性仍存在。

5. 当轴向压力超过骨的负担时发生骨的体积缩小的骨折，多见于椎体及跟骨。

6. 由外力造成骨的局部下陷而低于周围骨的水平位置的骨折。

7. 由成角压缩的间接暴力所致骨折两端互相嵌插的骨折，常见于关节内的骨端骨折。

8. 由于肌肉急剧或不协调的收缩或韧带突然紧张牵拉所致的骨折，骨折线通常呈横行并有移位。

9. 指骨折线先经过骺板软骨，然后折向干骺端而发生的骨折，是儿童骨关节损伤最常见类型。

10. 指骨折线经过骨骺、骺板软骨和干骺端而发生的骨折。

11. 指骨折线没有经过骨骺而是经过骨骺的软骨部分进入干骺端的骨折。

12. 组成关节各骨的关节面对应关系完全脱离或分离。

13. 组成关节各骨相对应的关节面失去正常情况下相互均匀的弧度，而转变为关节间隙分离、移位及宽窄不均。

14. 指两骨折端之间相互接触的程度。

15. 指骨折上、下段纵轴线形成的角度。

16. 是指骨折整复治疗后达到正常解剖和功能要求的复位。

17. 骨折复位后，移位仍未完全纠正，但肢体力线正常、长短相等，骨折在此位置愈合后，对肢体功能无明显妨碍者，称为功能复位。

18. 骨折后断端新形成的骨组织称为骨痂。

19. 通过膜内成骨方式形成的骨痂称为膜性骨痂，X 线片上表现为密度均匀一致、边缘光滑整齐。

20. 通过软骨内成骨方式形成的骨痂称为软骨性骨痂，X 线片表现为骨痂呈斑片状且密度不均。

21. 成桥连接的骨痂称之为有效骨痂，是临床判断肢体能否持重的标志。

22. 骨折超过正常愈合时间仍未愈合者称之为迟缓愈合。

二、填空题

1. 创伤性骨折 疲劳骨折 病理性骨折

2. 完全性骨折 不完全性骨折

3. 侧方移位 成角移位 重叠缩短 旋转错位

4. 裂纹 青枝

5. 骨骺分离 骺软骨骨折

6. 骨折延迟愈合或不愈合 骨折畸形愈合 骨质疏松 骨关节感染 骨缺血性坏死 关节强直 关节退行性变 骨化性肌炎

7. 肉芽组织修复期 骨痂形成期 骨折愈合期 塑型期

8. Salter – Harris 五

9. 外伤性 病理性 先天性 习惯性

10. 青枝 上

11. 2 ~ 3

12. 外展 内收 伸展 屈曲

13. 喙突下脱位 锁骨下脱位 盂下脱位

14. 伸直型骨折 屈曲型骨折 青枝型骨折 粉碎型骨折

15. 前脱位 后脱位 侧方脱位

16. 牵拉肘 4

17. 尺骨上段 桡骨头

18. 伸直型 屈曲型 内收型 特殊型

19. 桡骨下段 下尺桡关节

20. 第一掌骨基底部 腕掌关节

21. $10° \sim 15°$ $20° \sim 25°$

22. 腰部骨折 近端骨折 远端骨折 结节部骨折

23. 舟骨骨折 月骨周围脱位

24. 后脱位 前脱位 中心脱位 后脱位

25. $110° \sim 140°$ 髋内翻 髋外翻

26. 头下骨折 颈中段骨折 颈基底骨折 内收型 外展型

27. 骨折不愈合 股骨头缺血性坏死 创伤性关节炎

28. 旋后 – 外旋 旋前 – 外旋 旋前 – 外展 旋后 – 内收 垂直压缩

29. 跟骨结节纵形骨折 跟骨结节横形骨折 载距突骨折 跟骨体骨折 跟骨前

结节骨折

30. 跟骨外侧距下关节面塌陷骨折　跟骨全距下关节面塌陷骨折

31. Bohler 角　35°~40°

32. 侧　轴

33. 挤压骨折　不完全爆裂骨折　完全爆裂骨折　机遇骨折　屈曲－分离损伤　传输骨折

34. 压缩型　分离型　中间型

35. 肩胛下肌　冈上肌、冈下肌　小圆肌

36. 胶原纤维

三、是非判断题

1. ×　2. √　3. ×　4. ×　5. ×　6. ×　7. √　8. ×　9. ×　10. ×

11. ×　12. √　13. ×　14. ×　15. √

四、单项选择题

1. B　2. A　3. B　4. E　5. C　6. E　7. E　8. A　9. B　10. D　11. D　12. D

13. E　14. C　15. D　16. B　17. A　18. D　19. C　20. D　21. C　22. D　23. C

24. B　25. C　26. C　27. C　28. B　29. D　30. C　31. B　32. D　33. E　34. B

35. B　36. C　37. B　38. C　39. D　40. A　41. D　42. E　43. A　44. A　45. B

46. E　47. A　48. A　49. C　50. B　51. B　52. C　53. A　54. E　55. C　56. D

57. C　58. A　59. A　60. C　61. C　62. A　63. E　64. C　65. E　66. B　67. C

68. C　69. D　70. C　71. B　72. C　73. C　74. B　75. C　76. C　77. C　78. A

79. A　80. C　81. B　82. D　83. B　84. B　85. A　86. B　87. E　88. B　89. B

90. D　91. C　92. E　93. C　94. D　95. B　96. C　97. E　98. A　99. D　100. D

101. E　102. E　103. A　104. C　105. D　106. E　107. B　108. C　109. C

110. D　111. C　112. D　113. B　114. D　115. D　116. D　117. C　118. C

119. A　120. C　121. B　122. A　123. C　124. D　125. B　126. D　127. A

128. E　129. D　130. C　131. D　132. C　133. A　134. D　135. C　136. D

137. C　138. C　139. B　140. B　141. C　142. C　143. B　144. A　145. A

146. D　147. C　148. B　149. D　150. E　151. B

五、多项选择题

1. ABD　2. BE　3. BD　4. ABCDE　5. AC　6. BDE　7. BCD　8. ABCDE

9. ABCDE　10. CD　11. AB　12. ABCDE　13. ADE　14. BCE　15. ACE

16. BD　17. BE　18. ABE　19. ABC　20. ABCDE　21. AE　22. ABCD

23. ABCE　24. CDE　25. ABCDE　26. BC　27. ABE　28. BDE　29. ACD

30. ADE　31. BD　32. AE　33. BCD　34. ABD　35. ABD　36. ACE

37. AD　38. ACE　39. ADE　40. ACE　41. ABCE　42. CDE　43. ACE

44. AC　45. ABCDE　46. ACE　47. ABD　48. ABCE　49. ABDE　50. BE

51. BDE　52. CE　53. ABCE　54. ABCE

六、问答题

1. 答：骨骺损伤的分类方法很多，目前较多采用 Salter – Harris 分类法，根据骨骺部位的创伤解剖可分为五型：①Ⅰ型为单纯骨骺分离，骨折完全通过骺板生长的薄弱带，而不累及干骺端或骨化中心。X 线唯一的征象是骨化中心移位，一般预后良好。②Ⅱ型为骨骺及干骺端部分分离，损伤先经过骺板薄弱带，然后折向干骺端，分离的骨骺带有或大或小的干骺端骨片。此型预后佳，不会影响生长发育。③Ⅲ型为骨折纵行裂隙贯穿整个骨骺，通过软骨板肥大细胞层直达骨骺边缘部。X 线片显示骨骺一部分被撕裂，移位较轻，而干骺端未见骨折。此型预后良好，很少继发生长停顿或畸形，但也因有骨折片而不能适当复位，产生关节面不规则。④Ⅳ型为贯通于骨骺、骨骺板及干骺部的纵形骨折。X 线片可见骨折片由骨骺和干骺端组成。由于骨折通过骺板软骨的生长带，故常继发生长停顿和关节畸形。⑤Ⅴ型为骨骺板的压缩损伤，X 线片常无阳性征象，只是在日后才显示骨骼缩短畸形。

2. 答：骨折愈合是一个连续的过程，其基本过程是先形成肉芽组织，再由成骨细胞在肉芽组织上产生新骨，依靠骨痂使骨折断端连接并固定。分期如下。（1）肉芽组织修复期：受伤数日后，骨折断端血肿形成。血肿周围有由新生毛细血管及成骨细胞组成的成骨性肉芽组织开始进入血肿内，并进一步使血肿机化，形成纤维性骨痂。在纤维性骨痂的基础上，由于成骨细胞的活动而形成大量的骨样组织，即骨样骨痂，使骨折断端进一步固定。纤维性骨痂和骨样骨痂在 X 线上均不能显影。（2）原始骨痂连接期：骨折后 1~2 周内，骨样骨痂有矿物质沉积，形成骨组织，即原始骨痂，这种新生骨为排列不规则的原始骨质，以后由成熟的骨小梁所代替。随着骨性骨痂的不断增多，骨折断端不再活动，遂达到临床愈合期。此期断端密度较高，骨折线模糊，断端周围有致密的无定形骨质。（3）骨性愈合期：原始骨痂逐渐缩小，为排列紧密而规则的成熟板层骨所代替，导致骨小梁逐渐增加。局部骨膜不断生成新骨，将断端连接，成熟的骨痂不断形成。骨髓腔为骨痂所填塞，骨折断端间形成骨性联合。X 线表现为骨痂体积变小、致密，边缘清楚，骨折线消失，断端间有骨小梁通过。骨性愈合期在 3~12 个月。（4）骨痂塑型期：骨折愈合后，骨痂内骨小梁的排列不规整，在肢体负重运动后，骨小梁重新按力线方向排列，不需要的多余骨痂通过破骨细胞而吸收，骨痂不足之处通过骨膜化骨而增生填补，最后骨折的痕迹完全消失或接近完全消失，恢复原来骨的形态。从骨性愈合到恢复原来骨外形的这一阶段称为骨痂塑型期。

3. 答：髋关节脱位根据股骨头脱位的方向，可分为后脱位、前脱位和中心型脱位，以后脱位最为常见。（1）髋关节后脱位：股骨头向后、上、外方移位，与髋臼的上部重叠，股骨呈内收、内旋位，大转子突出，小转子消失，有时可合并股骨头骨折或髋臼后缘骨折。（2）髋关节前脱位：股骨头向下移位至髋臼下方，与坐骨结节重叠，股骨呈外展状态，有时合并髋臼前缘骨折。（3）髋关节中心型脱位：髋臼内壁骨折突入骨盆，股骨头向骨盆方向突入。

4. 答：CT 扫描对检查脊柱外伤具有以下优点：（1）CT 扫描可以在一个固定的位置进行，不必变换体位；（2）可以进行矢状位和冠状位重建；（3）可显示椎间盘、韧带、神经根、脊髓的受损情况以及硬膜外、髓内血肿；（4）可以测量椎管的大小及椎管内是否存在碎骨片和弹片；（5）可以显示脊柱的复杂性骨折及脱位和半脱位。

5. 答：根据半月板形态、上下关节面的光滑程度和内部信号等特征，在 MRI 图像上半月板损伤分为三级：①Ⅰ级（退变早期）：半月板形态正常、表面光滑，内部出现不与半月板关节面相接触的灶性小片状、点状高信号区，范围小于半月板断面的 1/2；②Ⅱ级（退变晚期）：半月板形态正常、表面光滑，内部表现为水平走行的线性高信号，可延伸至半月板的关节囊缘，范围大于半月板断面的 1/2，但未达到半月板的关节面缘；③Ⅲ级（撕裂期）：半月板内部出现纵行、横行、斜行或放射状的高信号并达到半月板的关节面，半月板表面不连续，半月板可破碎成多块状并向关节腔内移位，结构部分或全部消失。半月板信号增高与退变区黏多糖成分增加、撕裂后关节液浸入有关。

6. 答：（1）X 线表现：可见胫骨平台向前、后的活动范围加大，关节对位不良，另外可发现前、后交叉韧带附着处撕脱骨折。（2）CT 表现：通过平扫及 MPR 重建可发现胫骨平台的移位，以及前、后交叉韧带附着处撕脱骨折。（3）MRI 表现：MRI 可直接显示韧带结构，交叉韧带损伤可分为不完全性撕裂和完全性撕裂。不完全性韧带撕裂表现为在 T_1WI 序列上韧带低信号中出现韧带全程或局部信号增高，韧带不同程度松弛、增粗；完全性撕裂者在冠状位和矢状位上见不到正常的交叉韧带，可见韧带的连续性中断，断端可以有移位或退缩，或可见扭曲和波浪状的形态改变，韧带全程或局部 T_2WI 上出现高信号。

7. 答：（1）部分性肩袖撕裂：可以发生在肌腱内，也可以发生在滑囊或关节的一侧。肩袖的滑膜面或关节囊面撕裂区的液体是部分肩袖撕裂的特征性表现，关节面撕裂比滑膜囊面撕裂或肌腱内撕裂更常见。MRI 表现为 T_1WI 序列上肌腱或肌肉呈局限性、线样或弥漫性高信号，肌腱局部连续性中断，以冈上肌腱改变多见。

（2）完全性肩袖撕裂：完全性肩袖撕裂的 MRI 表现为急性期肌腱断裂回缩，肌腱扭曲呈结节状，肩峰下－三角肌下滑囊积液。慢性期者撕裂区水肿减轻，在 T_2WI 上无高信号区。完全性肩袖撕裂的继发性征象包括：①肩峰下滑囊积液。②冈上肌－肌腱结合处回缩。③慢性完全性肩袖撕裂可伴有冈上肌脂肪变性，此时 T_1WI 上可见与冈上肌长轴平行的条状脂肪信号；由于肌肉、脂肪变性萎缩，受损肌肉在 T_1WI 上呈高信号，体积缩小。

第四章　骨软骨发育障碍、遗传性疾病

🐨 习 题 部 分

一、名词解释

　　1. 三叉手畸形

　　2. 夹心椎

　　3. 蜡泪样骨病

二、填空题

　　1. 骨软骨发育障碍是指由于＿＿＿＿＿或＿＿＿＿＿引起的遗传性、全身性骨关节发育异常。

　　2. 软骨发育不全或称＿＿＿＿＿，是＿＿＿＿＿侏儒最多见的一种。

　　3. 成骨不全又称＿＿＿＿＿＿，为一种全身性结缔组织疾病，以＿＿＿＿＿＿、＿＿＿＿＿、＿＿＿＿＿和＿＿＿＿＿为其四大特点。

　　4. 石骨症又名＿＿＿＿＿或＿＿＿＿＿，是一种少见的骨发育障碍性疾病，临床可分为＿＿＿＿＿和＿＿＿＿＿两个类型。

　　5. 蜡泪样骨病 X 线可分为：＿＿＿＿＿、＿＿＿＿＿、＿＿＿＿＿和＿＿＿＿＿四型。

　　6. 骨斑点症又称＿＿＿＿＿＿，是一种罕见的家族性骨病，其特点是骨内出现＿＿＿＿＿而得名。

三、是非判断题

　　1. 软骨发育不全为常染色体隐性遗传病。（　　）

　　2. 成骨不全属于常染色体隐性或显性遗传病。（　　）

　　3. 成骨不全发病年龄越早，病变越严重，随着年龄增长，病情逐渐减轻。（　　）

　　4. 石骨症髓外的造血器官如肝、脾、淋巴结常继发性增大。（　　）

　　5. 蜡泪样骨病好发于四肢，多侵犯单一肢体的一骨或数骨。（　　）

　　6. 骨斑点症病灶多位于手、足、骨盆及脊椎，长骨干骺端较少累及。（　　）

四、单项选择题（在备选答案中选择1个最佳答案，并把标号写在题后的括号内）

1. 成骨不全可有如下X线表现，除外（ ）

    A. 骨皮质变薄

    B. 普遍性骨质疏松、骨密度减低

    C. 四肢长管骨增长、增粗

    D. 骨骼弯曲畸形

    E. 多发性骨折

2. 下列有关成骨不全的叙述中，哪项为错误（ ）

    A. 骨质脆弱易致多发性骨折或弯曲畸形

    B. 具有先天遗传性和家族性的特点

    C. 发病年龄越早，病变越严重

    D. 所有病例都可见到蓝色巩膜

    E. 一般血钙、血磷及碱性磷酸酶无异常

3. 下列软骨发育不全X线表现中，哪项应除外（ ）

    A. 四肢长管骨变短和弯曲，骨皮质增厚

    B. 干骺端变宽，呈不规则的"喇叭口"状

    C. 腰椎椎弓根距离从上至下逐渐变大

    D. 脊椎前缘可呈楔形或弹头状

    E. 髋臼变平，小骨盆腔横径变长，呈"香槟酒杯"状

4. 关于软骨发育不全的叙述中，哪项是错误的（ ）

    A. 主要发生于软骨内成骨的骨骼

    B. 是短肢型侏儒最多见的一种

    C. 具有遗传性，为常染色体显性遗传

    D. X线表现以四肢长骨变化最为明显

    E. 女性患者较多

5. 软骨发育不全于脊椎具有诊断意义的X线征象是（ ）

    A. 椎间隙增宽

    B. 椎体变小，前缘呈楔形

    C. 脊椎后凸并呈成角畸形

    D. 椎弓根距离从腰椎1～5逐渐变小

    E. 椎体边缘不规则

6. 下列软骨发育不全的临床表现中，不符合的一项是（ ）

    A. 男性患者较多，一般于2～3岁开始出现症状

B. 躯干相对较长，站立时手不过髋

C. 手指短粗等长，互相分开呈车轮状

D. 头颅相对较大，前额突出，鼻梁塌陷，下颌增大

E. 智力低下

7. 下列所叙述的石骨症表现中，错误的是（ ）

A. 全身骨骼呈大理石样骨硬化

B. 骨硬度增强，容易发生骨折

C. 骨皮质硬化、增厚使髓腔狭窄，容易导致贫血

D. 无神经受压表现

E. 儿童患者多较严重

8. 石骨症椎体的特征性改变是（ ）

A. 骨皮质增厚 　　　　　 B. 骨小梁模糊不清 　　　　　 C. "夹心椎"样

D. 骨密度增高 　　　　　 E. 骨松质密度增高

9. 有关蜡泪样骨病的描述，哪项属不正确（ ）

A. 本病好侵犯单一肢体，故又称单肢型骨硬化

B. 病理上为一种骨膜下毛细血管扩张所导致的骨膜发育异常

C. 可同时合并硬皮病、骨斑点症等疾病

D. 女性比男性多见

E. 发病年龄从儿童至老年都可发生

10. 蜡泪样骨病可有如下 X 线表现，除外（ ）

A. 好发于四肢管状骨，下肢较上肢多见

B. 根据骨增生分布部位可分为单骨、多骨和单肢三型

C. 病变与正常骨组织之间有明确分界

D. 双侧肢体发病较单侧肢体多见

E. 关节多不受影响

11. 以下为骨斑点症 X 线表现特点，但应除外（ ）

A. 骨硬化斑呈小圆形或椭圆形

B. 为两侧多发对称分布

C. 病灶边界不清

D. 较大病灶其长轴与骨干长轴一致

E. 儿童随年龄增长，斑点可增大、融合

12. 蜡泪样骨病需与下列病变鉴别，但可除外（ ）

A. 石骨症 　　　　　 B. 硬化性骨髓炎 　　　　　 C. 成骨型骨肉瘤

D. 骨斑点症　　　　　　　E. 成骨不全

13. 从下列骨斑点症描述中，指出不正确的一项（　　　）

　　A. 本病一般无症状

　　B. 病灶主要位于松质骨内

　　C. 病变基本双侧对称

　　D. 有时可见骨膜反应

　　E. 儿童病灶可随身体的生长而逐渐变大

14. 男，53 岁，视物不清、听力下降 4 个月就诊。其中胸腰椎 X 线摄片如图 4 - 1
　　所示，首先应考虑的诊断是（　　　）

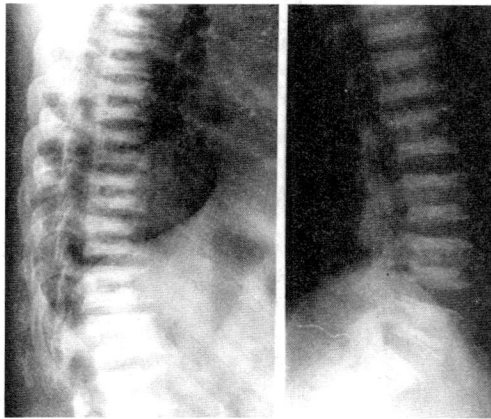

图 4 - 1

　　A. 肾性骨病　　　　　　B. 成骨型转移瘤　　　　　　C. 石骨症

　　D. 骨髓硬化症　　　　　E. 氟骨症

15. 男，34 岁，双髋隐痛 2 个月就诊。X 线检查如图 4 - 2 所示，应诊断为（　　　）

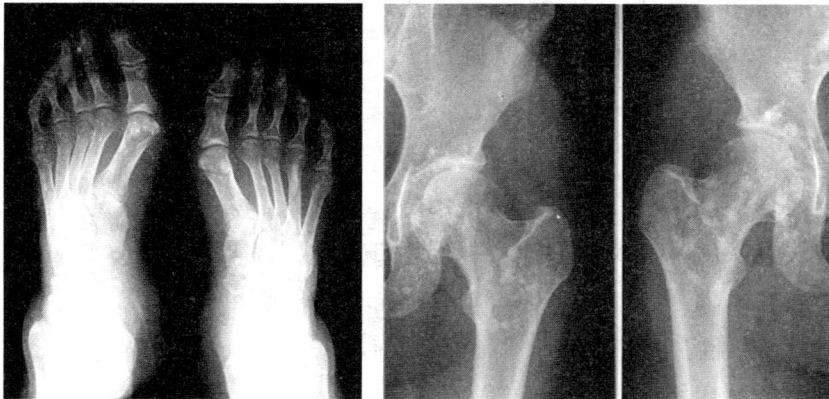

图 4 - 2

A. 成骨型转移瘤   B. 条纹状骨病

C. 氟骨症   D. 骨斑点症

E. 蜡泪样骨硬化

16. 男，50 岁，右小腿可扪及肿块 1 年余。X 线检查
如图 4 - 3 所示，应诊断为（ ）

  A. 石骨症

  B. 蜡泪样骨病

  C. 骨斑点症

  D. 骨软骨瘤

  E. 骨纤维异常增殖症

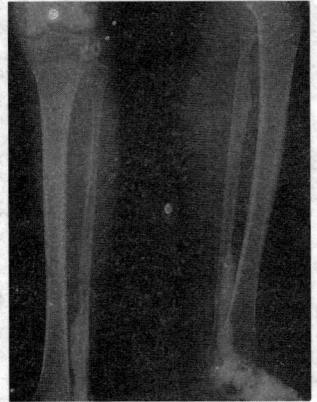

图 4 - 3

五、多项选择题（在备选答案中有 2～5 个是正确的，将其全部选出并把标号写在题后的括号内，错选或漏选不给分）

1. 发生于长管状骨成骨不全 X 线表现的描述，哪些是正确的（ ）

  A. 根据肢体畸形不同分为粗短型和细长型两种类型

  B. 细长型表现为骨干显著变细且弯曲畸形，常发生多处骨折

  C. 粗短型发病较迟且病变较轻

  D. 发生骨折后折端不能形成骨痂

  E. 部分病例骨内可出现囊样变

2. 软骨发育不全在长骨的 X 线表现中，正确的有（ ）

  A. 长骨变短和弯曲，以股骨和肱骨为明显

  B. 干骺端变宽，呈不规则的"喇叭口"状，并有倾斜

  C. 骨骺提前出现，并呈碎裂状

  D. 指（趾）骨短粗呈哑铃状，手指几乎等长

  E. 尺骨较桡骨长，胫骨较腓骨短

3. 符合软骨发育不全的临床表现有（ ）

  A. 短躯干型侏儒   B. 三叉手   C. 扁平足

  D. 锥形齿   E. 髋内翻

4. 下列哪些疾病属于常染色体显性或隐性遗传（ ）

  A. 软骨发育不全   B. 成骨不全   C. 石骨症

  D. 蜡泪样骨病   E. 骨斑点症

5. 符合骨斑点症的临床 X 线表现包括（ ）

  A. 为常染色体隐性遗传性骨病

B. 脊椎、肋骨为好发部位

C. 临床多无特殊症状和体征，多系偶然发现

D. 病灶常两侧多发对称分布

E. 可合并多指、并指等先天性畸形

6. 关于石骨症的临床表现有（　　　）

A. 颅底骨质增厚，压迫神经通路，导致视力受损

B. 顽固性副鼻窦炎

C. 肝、脾及淋巴结肿大

D. 血清碱性磷酸酶增高

E. 脑积水

7. 石骨症应与下列哪些病变鉴别（　　　）

A. 慢性氟中毒　　　　　　B. 前列腺癌骨转移　　　　　　C. 骨斑点症

D. 成骨不全　　　　　　　E. 肾性骨病

六、问答题

1. 简述成骨不全的 X 线表现。

2. 简述石骨症的 X 线表现。

3. 骨斑点症需与哪些疾病鉴别？

答案部分

一、名词解释

1. 软骨发育不全者各手指粗短并几乎等长，第 3~4 指自然分开，称三叉手畸形。

2. 石骨症椎体上、下骨板增厚致密，而中间层为正常松质骨，显示相对浓度减低，称为夹心椎。

3. 是一种罕见的局限性骨质硬化性疾病，因骨外硬化灶向外突出形如蜡泪样而得名，为常染色体显性遗传病。

二、填空题

1. 基因突变　长期表达异常

2. 软骨发育不良　短肢型

3. 脆骨病　骨质疏松易骨折　蓝色巩膜　牙齿发育不全　听力障碍

4. 大理石骨 原发性脆性骨硬化　轻型　重型

5. 皮质内型　皮质外型　皮质旁型　混合型

6. 全身脆性骨硬化　致密斑点

三、是非判断题

1. ×　2. √　3. √　4. √　5. √　6. ×

四、单项选择题

1. C　2. D　3. C　4. E　5. D　6. E　7. D　8. C　9. D　10. D

11. C　12. E　13. D　14. C　15. D　16. B

五、多项选择题

1. ABE　2. ABDE　3. BCDE　4. BC　5. CDE　6. ABCE　7. ABCE

六、问答题

1. 答：成骨不全 X 线表现为多发骨折、骨密度减低和骨皮质菲薄，骨干弯曲变形，以四肢长骨为显著。（1）粗短型，多见于早发型，其长管状骨粗短而弯曲，可表现为多发骨折和大量骨痂形成；（2）细骨型，多见于晚发型，发病较迟，病情较轻，表现为骨干明显变细、弯曲变形，干骺端相对增宽，骨密度明显变低，可见多发骨折；（3）颅骨改变，多见于婴幼儿，头颅呈短头畸形，颅板变薄，囟门增大，闭合延迟，常出现缝间骨；（4）椎体密度减低，变扁或呈双凹状变形，个别椎体楔状变形；（5）肋骨变细，皮质变薄，密度减低，常有多发骨折。

2. 答：石骨症 X 线表现为：（1）全身骨骼对称性密度增高硬化，皮质和髓腔消失；

（2）长骨干骺端出现横行致密的条纹影，婴儿指骨的干骺端可出现锥形致密区，锥形的长轴与骨干平行，基底部位于两端；（3）髂骨翼有多条与髂骨嵴平行的弧形致密线；（4）椎体的上、下终板明显硬化，而中央相对密度减低，呈"三明治"样表现，称为夹心椎；（5）颅骨普遍性密度增高硬化，板障影消失，以颅底硬化更显著；（6）在骨内出现"骨中骨"，多见于椎体和短管状骨。

3. 答：骨斑点症需要与其他骨致密性疾病鉴别：（1）成骨型转移瘤，病灶大小、形态不一，呈非对称性分布，以中轴骨为主，通常不累及骨骺，呈边缘模糊的棉球样致密影，多有原发病灶。（2）骨梗死，病变多较局限，常见于长骨端或骨髓腔内，可为斑点状或条索状，系骨坏死改变，常见于成年人，T_1WI 与 T_2WI 可见地图样信号改变。（3）蜡泪样骨病，呈不规则长条状或斑点状致密影，多见于骨皮质，也可位于骨膜下或骨外软组织内，病灶多发并呈非对称分布。

第五章 骨关节化脓性感染

习题部分

一、名词解释

1. 化脓性骨髓炎
2. 化脓性关节炎

二、填空题

1. 骨关节化脓性感染最常见的致病菌为＿＿＿＿＿＿＿＿＿。

2. 急性化脓性骨髓炎有以下三种感染途经：＿＿＿＿＿、＿＿＿＿＿＿及＿＿＿＿＿＿。

3. 急性化脓性骨髓炎病理上可分三期：＿＿＿＿＿、＿＿＿＿＿及＿＿＿＿＿＿。

4. 化脓性骨髓炎是病变涉及＿＿＿＿＿、＿＿＿＿＿和＿＿＿＿＿的化脓性炎症。

5. Brodie 脓肿又称＿＿＿＿＿＿＿＿，一般认为＿＿＿＿＿＿＿＿＿为最常见致病菌。

6. 急性化脓性骨髓炎以骨质＿＿＿＿＿＿＿＿＿＿为主，慢性化脓性骨髓炎以骨质＿＿＿＿＿＿＿＿＿为主。

7. 化脓性脊椎炎临床按侵犯的部位分为＿＿＿＿和＿＿＿＿＿＿；前者以＿＿＿＿＿＿＿为主，后者主要累及＿＿＿＿＿＿。

8. 化脓性脊椎炎多侵犯＿＿＿＿＿＿椎，其次是＿＿＿＿＿椎和＿＿＿＿＿椎。

9. 化脓性椎间盘炎的致病菌以＿＿＿＿＿＿＿和＿＿＿＿＿＿＿最为多见。细菌进入椎间盘的途径有两种：＿＿＿＿＿＿＿和＿＿＿＿＿＿＿。

三、是非判断题

1. 急性化脓性骨髓炎于发病 2 周内可看到骨质改变。（　　　）

2. 慢性化脓性骨髓炎多由急性化脓性骨髓炎治疗不及时或不彻底转化而来。（　　　）

3. 化脓性关节炎以承重的大关节较常见，好发于髋关节、膝关节。（　　　）

4. 化脓性脊椎炎多见于儿童和婴儿，化脓性关节炎多见于成人。（　　　）

5. 化脓性椎间盘炎由于 CT 检查敏感性较差，不用于首选检查。（　　　）

6. 化脓性椎间盘炎形成的椎旁脓肿比脊柱结核范围大。（　　　）

四、单项选择题（在备选答案中选择 1 个最佳答案，并把标号写在题后的括号内）

1. 急性化脓性骨髓炎主要的致病菌是（　　）

    A. 金黄色葡萄球菌　　　　B. 伤寒杆菌　　　　　　C. 链球菌

    D. 肺炎链球菌　　　　　　E. 大肠埃希菌

2. 急性化脓性骨髓炎的特征性 X 线改变是（　　）

    A. 骨膜反应　　　　　　　B. 死骨形成　　　　　　C. 骨质增生

    D. 软组织窦道形成　　　　E. 以上都是

3. 急性化脓性骨髓炎形成大块死骨的主要原因是（　　）

    A. 骨内滋养血管栓塞

    B. 累及关节，营养血供中断

    C. 病理性骨折

    D. 骨膜血供中断

    E. 脓肿破坏骨组织

4. 化脓性骨髓炎感染途径为（　　）

    A. 血行感染

    B. 附近软组织或关节直接蔓延

    C. 开放性骨折

    D. 火器伤侵入

    E. 以上都是

5. 急性化脓性骨髓炎发病 2 周内可见（　　）

    A. 骨膜反应　　　　　　　B. 骨小梁模糊消失　　　C. 死骨形成

    D. 骨骼无明显改变　　　　E. 新生骨形成

6. 下列哪项不是急性化脓性骨髓炎的特点（　　）

    A. 骨质破坏　　　　　　　B. 骨膜反应　　　　　　C. 死骨

    D. 软组织肿块　　　　　　E. 发热

7. 急性化脓性骨髓炎的病理变化特点是（　　）

    A. 局部骨质疏松

    B. 以骨质破坏为主，周围伴骨质硬化

    C. 以骨质增生硬化为主

    D. 早期即有骨质破坏出现

    E. 以骨质破坏为主，一般没有明显骨质增生硬化

8. 化脓性骨髓炎的基本 X 线征象，哪项最具有特征性（　　）

    A. 骨膜反应

B. 病理性骨折

C. 骨质破坏与增生同时并存

D. 骨轮廓增粗、变形

E. 软组织肿胀

9. 急性化脓性骨髓炎的临床表现为（　　　）

A. 起病急骤，高热并有明显中毒症状

B. 白细胞显著增高

C. 患肢功能障碍

D. 局部压痛

E. 以上都是

10. 急性血源性骨髓炎多发病于（　　　）

A. 骨骺 　　　　　　B. 干骺端 　　　　　　C. 骨干

D. 骨皮质 　　　　　E. 骨膜

11. 下列哪项不是急性化脓性骨髓炎的特点（　　　）

A. 骨质破坏 　　　　B. 骨膜增生 　　　　　C. 骨骼变形

D. 软组织肿胀 　　　E. 死骨

12. 化脓性骨髓炎发病 1 周内的 X 线表现是（　　　）

A. 骨质斑点状骨质破坏 　B. 花边状骨膜反应 　C. 死骨形成

D. 骨皮质硬化 　　　　　E. 以上均不是

13. 急性化脓性骨髓炎常发生的部位是（　　　）

A. 胫骨和股骨 　　　　　B. 髂骨和脊椎 　　　C. 桡骨和尺骨

D. 头颅骨 　　　　　　　E. 掌指骨和跖趾骨

14. 儿童化脓性骨髓炎的脓肿不易进入关节腔的原因是（　　　）

A. 儿童的关节对化脓性炎症有较强的抵抗力

B. 干骺端骨骺板起屏障作用

C. 关节囊对关节腔具有保护作用

D. 脓肿容易局限和吸收

E. 脓肿易向软组织破溃

15. 慢性化脓性骨髓炎的主要 X 线表现是（　　　）

A. 骨质增生硬化 　　B. 新生骨形成 　　　　C. 骨皮质增厚

D. 骨膜反应 　　　　E. 死骨出现

16. 下列慢性化脓性骨髓炎的 X 线表现中，哪项错误（　　　）

A. 骨质破坏呈虫蚀状、小片状

B. 死骨形成

C. 骨质增生硬化

D. 软组织肿块

E. 患骨轮廓增粗

17. 慢性化脓性骨髓炎排脓后瘘管经久不愈、反复发作的原因是（　　　）

　　A. 骨髓腔闭塞　　　　　　B. 骨质增生硬化　　　　　C. 脓腔、死骨的存在

　　D. 骨干轮廓增粗　　　　　E. 骨包壳形成

18. 脊柱化脓性骨髓炎最好发的部位是（　　　）

　　A. 颈椎　　　　　　　　　B. 胸椎　　　　　　　　　C. 腰椎

　　D. 骶椎　　　　　　　　　E. 尾椎

19. 脊柱化脓性骨髓炎的论述，何者有误（　　　）

　　A. 多发生于 20～40 岁成年人

　　B. 主要为血行感染

　　C. 致病菌最常见为金黄色葡萄球菌

　　D. 椎间盘不受累

　　E. 附件不受累

20. 关于化脓性关节炎骨破坏的叙述，下列哪项不正确（　　　）

　　A. 多发生于关节非持重面

　　B. 关节间隙狭窄至消失

　　C. 形成死骨较大

　　D. 关节易形成骨性强直

　　E. 关节邻近增生硬化

21. 下列哪项为早期化脓性关节炎的 X 线表现（　　　）

　　A. 骨性关节面吸收破坏

　　B. 关节间隙增宽

　　C. 关节间隙狭窄

　　D. 关节纤维性强直

　　E. 骨质增生硬化

22. 化脓性关节炎的 X 线表现不包括（　　　）

　　A. 关节囊肿胀

　　B. 关节间隙狭窄

　　C. 骨质疏松

　　D. 关节面边缘少许骨质破坏

E. 关节骨性强直

23. 化脓性关节炎最严重的后遗症是（　　　）

    A. 骨质疏松　　　　　　　　B. 关节内游离体　　　　　　C. 骨性强直

    D. 死骨形成　　　　　　　　E. 骨质增生

24. 下列化脓性关节炎的 X 线表现中，哪项不是早期改变（　　　）

    A. 关节周围软组织肿胀、层次模糊，皮下脂肪层移位

    B. 关节囊密度增高，骨端弧形脂肪层影移位

    C. 关节间隙增宽

    D. 关节周围骨质疏松

    E. 骨性关节面骨质吸收破坏

五、多项选择题（在备选答案中有 2～5 个是正确的，将其全部选出并把标号写在题后的括号内，错选或漏选不给分）

1. 有关急性化脓性骨髓炎的说法，正确的有（　　　）

    A. 好发于长骨干骺端

    B. 全身中毒症状明显

    C. 骨质破坏边缘清楚

    D. 骨质增生显著

    E. 治疗不及时和不彻底，易转为慢性

2. 下列哪些符合慢性化脓性骨髓炎的描述（　　　）

    A. 多由急性化脓性骨髓炎治疗不彻底转化而来

    B. 病程迁延持久，反复急性发作

    C. 骨内遗留感染病灶，可见到死骨

    D. 急性发作，可出现全身中毒症状

    E. 局部红、肿、热、痛症状不明显

3. MRI 在诊断急性化脓性骨髓炎方面，影像学表现有（　　　）

    A. 确定髓腔受侵和软组织感染范围 MRI 优于 X 线平片和 CT

    B. T_2WI 上充血、水肿及肌肉和脓肿呈高信号，增强后脓肿壁明显强化

    C. 骨髓的充血、水肿、渗出和坏死在 T_1WI 上均表现为低信号

    D. T_1WI 上病变早期与正常骨髓分界模糊，出现骨破坏后分界趋于清楚

    E. 充血的骨髓在 T_1WI 上呈高信号，渗出和坏死均表现为低信号

4. 有关急性化脓性骨髓炎影像学表现的描述，哪些为正确（　　　）

    A. 软组织肿胀

B. 骨质破坏与骨质疏松并存

C. 片状或条状死骨

D. 层状及花边状骨膜反应

E. 骨包壳形成，骨干不规则增粗

5. 脊柱化脓性骨髓炎 CT 诊断要点包括（　　　）

A. 好发部位以腰椎多见

B. 骨质破坏以骨松质为主

C. 早期骨质破坏、边缘模糊，数周后破坏区边缘逐渐清晰

D. 椎间隙无变窄

E. 椎旁软组织肿胀或脓肿形成

6. 化脓性椎间盘炎的 CT 诊断要点，下列哪些正确（　　　）

A. 椎间盘密度减低，邻近终板的骨质碎裂、破坏

2. 椎旁软组织和肌肉内可见低密度的脓肿影

C. 病变晚期伴骨质增生硬化表现

D. 定位片显示椎间隙变窄

E. 增强扫描可见椎管内有硬膜外脓肿

7. 化脓性椎间盘炎的 MRI 所见，哪些正确（　　　）

A. T_1WI 椎体和椎间盘分界模糊不清，呈低信号

B. T_2WI 椎间盘与相邻的受累椎体呈高信号

C. 椎旁软组织增厚，T_1WI 呈低信号，T_2WI 呈高信号

D. 正常髓核内裂隙消失

E. 硬膜外脓肿

六、问答题

1. 急性化脓性骨髓炎有哪些 X 线表现？

2. 化脓性骨髓炎与尤文肉瘤如何鉴别？

3. 脊柱化脓性骨髓炎有哪些影像学表现？

4. 脊柱化脓性椎间盘炎影像学表现包括哪些？

答案部分

一、名词解释

1. 是骨骼全部组织，包括骨、骨髓及骨膜的化脓性感染。通常分为急性和慢性两大类。

2. 为致病菌感染滑膜而引起的关节内化脓性炎症。

二、填空题

1. 金黄色葡萄球菌

2. 血行感染　附近软组织或关节直接蔓延　随外伤而进入

3. 骨膜下脓肿形成前期　骨膜下脓肿形成期　骨膜破坏期

4. 皮质骨　松质骨　骨膜

5. 慢性局限性骨脓肿　低毒性葡萄球菌

6. 破坏　增生硬化

7. 脊椎骨髓炎　化脓性椎间盘炎　椎体病变　椎间盘

8. 腰　胸　颈

9. 金黄色葡萄球菌　白色葡萄球菌　经手术器械的污染直接带入椎间盘　通过血行途径播散

三、是非判断题

1. ×　2. √　3. √　4. ×　5. √　6. ×

四、单项选择题

1. A　2. E　3. A　4. E　5. D　6. D　7. B　8. C　9. E　10. B　11. C　12. E　13. A　14. E　15. A　16. D　17. C　18. C　19. D　20. A　21. B　22. D　23. C　24. E

五、多项选择题

1. ABE　2. ABCDE　3. ABCD　4. ABCE　5. ABCDE　6. ABCDE　7. ABCDE

六、问答题

1. 答：（1）软组织改变：发病10天至2周内主要是软组织肿胀，表现为肌肉间隙模糊甚至消失，皮下组织与肌肉间分界不清，皮下脂肪层出现粗大网状结构。（2）骨质破坏：发病2周后可见骨质改变，开始干骺端松质骨中出现局限骨质疏松；继而形成多数不规则边缘不清之骨质破坏区，骨小梁模糊消失；以后骨质破坏向骨干延伸，除骨松质外，骨皮质也遭受破坏。（3）骨膜增生：骨膜增生呈葱皮样或花边状，一般病程越长，新生骨越明显，新生骨广泛则形成骨包壳。（4）死骨形成：X线表现为在骨质破坏区周围可见条片状分界清楚的致密阴影。

2. 答：（1）病变部位：骨髓炎好发于干骺端，尤文肉瘤好发于骨干。（2）骨质破坏特点：骨髓炎骨皮质髓腔同时破坏，无膨胀，中晚期破坏周围可见明显骨质增生硬化改变；尤文肉瘤病变自内向外破坏，皮质变薄消失，骨髓腔呈梭形轻度膨胀，病变周围一般无增生硬化。（3）死骨：骨髓炎可有块状或长条状死骨形成，尤文肉瘤无死骨形成。（4）骨膜反应：骨髓炎骨膜反应常较广泛，多呈层状或花边状；尤文肉瘤骨膜反应较局限，常呈葱皮状或放射状改变。（5）软组织改变：骨髓炎周围软组织常呈弥漫性肿胀，尤文肉瘤常有软组织肿块形成。（6）转移：骨髓炎无转移，尤文肉瘤常发生肺部或骨转移。（7）抗炎治疗：骨髓炎有效，尤文肉瘤无效。（8）放射治疗：骨髓炎无效，尤文肉瘤较敏感。

3. 答：（1）X 线表现：早期常无明显异常或仅表现为局部骨质疏松，随着病变进展，椎体内可见虫蚀样骨质破坏，病变发展迅速，随后可破坏椎间盘，导致椎间隙逐渐变窄，邻近椎体受累，可见椎旁脓肿。（2）CT 表现：比 X 线平片更早、更清晰地显示椎体及其附件的骨质破坏和椎旁软组织变化，特别是椎体终板的骨质破坏及其周围的骨质增生硬化。MPR 重建可以直观地显示椎间隙狭窄情况。增强扫描可清楚地显示椎旁脓肿的形态及范围。（3）MRI 表现：病变早期，X 线平片和 CT 多显示正常，而 MRI 即可显示脊柱炎的骨髓水肿，在 T_1WI 上呈低信号，T_2WI 上呈高信号，增强扫描呈不均匀强化。MRI 对椎旁脓肿的显示优于 X 线平片和 CT，表现为 T_1WI 上呈低信号，T_2WI 上呈高信号，增强扫描呈明显环形强化。

4. 答：（1）X 线表现：早期常无明显异常表现。随着病变进展，椎间盘破坏明显，椎间隙变窄，邻近椎体内出现虫蚀样骨质破坏，可见椎旁肿胀。其特点是骨质破坏的同时病变周围修复，可见骨质增生硬化，在椎旁或椎前缘形成特征性的粗大骨桥，晚期可见椎体间骨性融合。（2）CT 表现：病变早期的 CT 表现包括椎间隙变窄、椎体终板的侵蚀以及椎体的骨质疏松，MPR 矢状面重建可以很好地显示上述改变。病变晚期，由于新生骨形成，可出现骨质增生硬化的表现。椎旁软组织可受累，CT 能清晰显示，但对硬膜外与硬膜下间隙的侵犯显示较差。增强扫描可显示椎旁脓肿的形态及范围。（3）MRI 表现：对于椎间盘感染的显示，MRI 要比 X 线平片和 CT 检查更敏感，为首选检查方法。受累椎间盘和邻近椎体 T_1WI 呈低信号、T_2WI 呈高信号，椎体终板的骨皮质在平扫图像中常不清晰或有明显侵蚀。椎旁软组织感染表现为 T_1WI 呈低信号，T_2WI 呈高信号。在增强扫描上受累椎间盘和邻近的椎体常可出现强化，脓肿壁明显强化。化脓性椎间盘炎 MRI 征象包括椎旁或硬膜外炎症、椎间盘在 T_1WI 中的高信号、椎间盘强化、椎体终板的侵蚀和破坏、髓核内裂隙消失，最敏感的征象是椎旁或硬膜外炎症。

第六章 骨关节结核

习题部分

一、名词解释

1. 骨气臌
2. 碎屑状死骨
3. 冷脓肿

二、填空题

1. 病理上脊椎结核可分为_____型和_____型。
2. 依据骨质最先破坏的部位，脊椎结核可分为_____、_____、_____以及_____四型。
3. 关节结核是一种常见的慢性关节疾病，可分为_____和_____。

三、是非判断题

1. 短骨结核治疗愈合后，骨破坏可完全修复而不遗留瘢痕。（   ）
2. 短骨结核好发于近节指骨，多侵犯邻近关节。（   ）
3. 由于骨骺板的屏障作用，干骺端结核不易穿破骨骺板而侵及骨骺和关节。（   ）
4. 滑膜型关节结核骨质破坏多发生在承重面。（   ）
5. 关节结核大多累及持重的大关节，以髋关节和膝关节为常见。（   ）
6. 成人脊椎结核好发于腰椎，常侵犯相邻的两个椎体。（   ）
7. 结核性冷脓肿以腰椎结核最常见。（   ）

四、单项选择题 （在备选答案中选择 1 个最佳答案，并把标号写在题后的括号内）

1. 短管状骨结核最具有诊断意义的特征性表现是（   ）

   A. 骨质增生硬化　　　　B. 单纯骨质破坏　　　　C. 骨气臌

   D. 死骨及窦道　　　　　E. 软组织肿胀

2. 下列对结核性骨气臌的描述，哪项不正确（   ）

A. 掌、指骨发病多于跖、趾骨

B. 骨干破坏呈囊状膨胀性改变

C. 层状骨膜反应和骨质增生

D. 破坏区可有死骨形成

E. 单一骨常见多发病灶

3. 儿童短骨骨干结核特征性改变为（　　　）

A. 骨气臌　　　　　　B. 骨质增生硬化　　　　　　C. 骨质疏松

D. 广泛骨质破坏　　　E. 易形成窦道

4. 有关短骨结核的论述，何者为不正确（　　　）

A. 多发生于 10 岁以下儿童

B. 可单发，但常多发

C. 病理上分为肉芽型和干酪型

D. 常累及关节

E. 少数病例可自愈

5. 指出不属于长骨结核 X 线表现的是（　　　）

A. 病变好发于骨骺和干骺端，发生于骨干者少见

B. 发生于骨骺部的病灶多为中心型，而干骺部的病灶多为边缘型

C. 一般无骨膜反应

D. 骨质破坏的边缘有明显的骨硬化

E. 死骨多呈砂粒样

6. 长骨干骺部出现一局限性边缘清楚之类圆形骨破坏透亮区，其内见砂粒状死骨，邻近无明显骨质增生，也无骨膜反应，最大可能为（　　　）

A. 骨脓肿　　　　　　B. 骨结核　　　　　　C. 骨囊肿

D. 骨肉瘤　　　　　　E. 骨巨细胞瘤

7. 干骺端中心型结核的 X 线表现，哪一项有误（　　　）

A. 早期表现为局限性骨质疏松

B. 逐渐形成局限性锥形或类圆形骨质破坏区

C. 病灶常跨越骨骺板而侵犯骨骺和关节

D. 可见明显骨膜反应

E. 病灶内可见砂粒样死骨

8. 脊椎结核典型 X 线表现为（　　　）

A. 胸椎多见

B. 骨质密度增高

C. 椎体楔形改变

D. 多累及相邻两个椎体，椎间隙变窄

E. 附件受累较多

9. 关于脊柱结核的论述，哪一项不正确（　　）

A. 脊柱结核发病率高，占全身骨与关节结核的首位

B. 好发于儿童和青年

C. 患者既往都有肺结核病史

D. 发病部位以颈椎最多

E. 按病变部位不同可分为中心型、边缘型和骨膜下型

10. 脊椎结核的 X 线平片所见，错误的是（　　）

A. 相邻椎体破坏　　　B. 脊柱后凸畸形　　　C. 椎旁脓肿形成

D. 椎间隙狭窄或消失　　E. 脊柱呈"竹节样"改变

11. 成人椎体结核和肿瘤的主要鉴别点是（　　）

A. 骨质破坏程度　　　B. 椎旁软组织阴影　　　C. 脊柱后凸畸形

D. 椎间隙是否狭窄或消失　E. 死骨形成

12. 脊椎化脓性骨髓炎和脊椎结核的主要区别点是（　　）

A. 椎体骨质破坏　　　B. 椎间隙狭窄　　　C. 椎体融合

D. 椎旁脓肿　　　　　E. 骨质硬化

13. 脊柱结核好发于（　　）

A. 青年人　　　　　B. 幼儿　　　　　C. 儿童

D. 老年人　　　　　E. 无年龄差别

14. 何种脊椎结核最易出现椎旁脓肿（　　）

A. 颈椎　　　　　B. 胸椎　　　　　C. 腰椎

D. 腰骶椎　　　　C. 骶尾椎

15. 成人脊柱结核好发于（　　）

A. 颈椎　　　　　B. 胸椎　　　　　C. 腰椎

D. 骶椎　　　　　E. 尾椎

16. 儿童脊柱结核好发于（　　）

A. 颈椎　　　　　B. 胸椎　　　　　C. 腰椎

D. 骶椎　　　　　E. 尾椎

17. 化脓性关节炎与结核性关节炎的主要 X 线影像学不同点是（　　）

A. 是否有关节周围软组织肿胀

B. 是否有骨质疏松

C. 是否合并关节脱位

D. 是否先有关节面模糊、负重区骨质破坏和早期关节间隙狭窄

E. 是否有瘘管形成

18. 关节结核骨质破坏 X 线表现的特点是（　　　）

A. 骨质破坏从关节边缘开始，随后破坏持重面

B. 骨端类圆形破坏并有明显硬化缘

C. 全关节破坏

D. 死骨多为长条形

E. 关节较早发生骨性强直

19. 关于关节结核的描述，错误的是（　　　）

A. 关节结核以髋关节及膝关节常见

B. 滑膜型结核多发生于膝关节

C. 多为单关节发病

D. 骨性关节面破坏发生在关节非持重面

E. 关节间隙不对称狭窄出现较化脓性关节炎早

20. 以下为滑膜型关节结核的 X 线表现，除外（　　　）

A. 早期关节周围软组织肿胀

B. 骨性关节面边缘呈"鼠咬状"破坏

C. 关节间隙狭窄，关节面不光整

D. 关节附近骨质疏松

E. 愈合时无感染情况下多出现骨性强直

21. 以下为骨型关节结核的 X 线表现，除外（　　　）

A. 具有骨骺和干骺端结核的征象

B. 关节囊肿胀膨隆

C. 关节周围骨质增生硬化

D. 关节间隙狭窄

E. 关节骨质破坏

22. 下列关于关节滑膜结核的 X 线表现，错误的是（　　　）

A. 持续性关节软组织肿胀

B. 骨质稀疏

C. 关节非持重面部分骨破坏

D. 晚期关节间隙变窄

E. 早期关节间隙变窄

23. 下列哪项不是脊柱结核的 X 线表现（　　　）

    A. 相邻椎体破坏

    B. 椎间隙变窄、消失，椎体融合

    C. 边缘性、虫蚀样骨质破坏

    D. 腰大肌肿胀，可有钙化

    E. 骨赘、骨桥形成

24. 关于脊柱结核的描述中，哪项是错误的（　　　）

    A. 脊柱结核多累及 2 个以上椎体

    B. T_1WI 为低信号，T_2WI 为高信号

    C. 少数结核可累及椎间盘

    D. Gd – DTPA 增强后，病变周围明显强化

    E. 需要与脊柱骨髓炎、脊柱退行性变和转移瘤相鉴别

25. 对脊柱结核的检查，CT 优于 X 线平片在于可显示（　　　）

    A. 椎间隙变窄   B. 骨质破坏   C. 骨质增生

    D. 钙化   E. 椎管内脓肿

26. 对脊柱结核的检查，MRI 优于 X 线平片在于能清楚显示（　　　）

    A. 骨质破坏   B. 骨质增生   C. 椎间隙变窄

    D. 椎管内脓肿   E. 钙化

27. 下列为滑膜型结核的 MRI 表现，除外（　　　）

    A. 早期关节周围软组织肿胀

    B. 滑膜增厚，并见长 T_1、长 T_2 关节积液影

    C. 关节内肉芽组织在 T_1WI 呈低信号，T_2WI 呈中 – 高混合信号

    D. 关节软骨不连续，碎裂或消失

    E. 注射 Gd – DTPA 后，增厚滑膜及脓肿不强化

28. 男，5 岁，右手肿胀 3 个月，局部无明显压痛。X 线摄片如图 6 – 1 所示，初步诊断为（　　　）

    A. 骨巨细胞瘤

    B. Brodie 脓肿

    C. 骨气臌

    D. 内生软骨瘤

    E. 骨囊肿

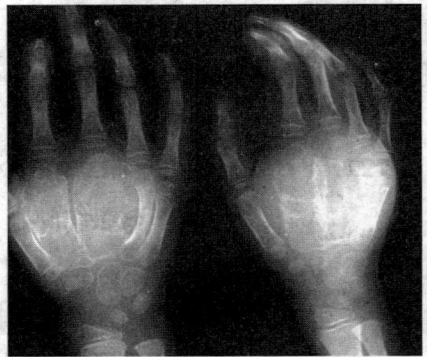

图 6 – 1

29. 女, 8 岁, 左髋关节肿痛不适半年。X 线摄片如图 6 - 2 所示, 诊断为 (   )

    A. 关节结核

    B. 股骨头骨骺缺血性坏死

    C. 化脓性关节炎

    D. 滑膜肉瘤

    E. 转移瘤

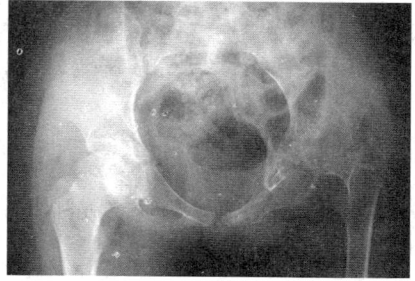

图 6 - 2

30. 男, 30 岁, 腰背部疼痛不适 6 个月, 伴有低热、盗汗。X 线检查如图 6 - 3 所示, 应诊断为 (   )

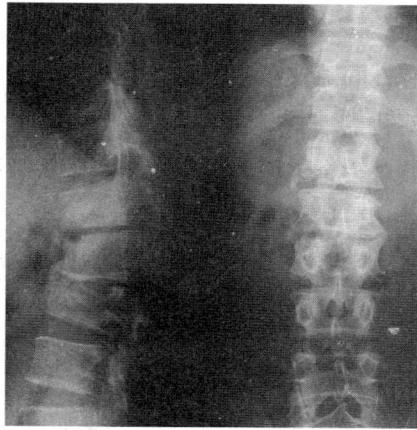

图 6 - 3

    A. 腰椎结核   B. 腰椎化脓性脊椎炎   C. 腰椎转移瘤

    D. 强直性脊柱炎   E. 嗜酸性肉芽肿

五、多项选择题 (在备选答案中有 2 ~ 5 个是正确的, 将其全部选出并把标号写在题后的括号内, 错选或漏选不给分)

1. 指出符合儿童短骨结核的 X 线表现包括 (   )

    A. 早期软组织肿胀, 手指或足趾呈均匀性梭形增粗

    B. 髓腔内可见多个小囊状透光区, 骨干膨大, 皮质变薄

    C. 髓腔内形成脓肿且易穿破骨皮质形成瘘管或窦道

    D. 常累及关节而发展为关节结核

    E. 少有骨膜增生

2. 骨骺及干骺端结核常发生的部位包括 (   )

    A. 股骨上端   B. 尺骨近端   C. 桡骨远端

D. 胫骨远端　　　　　　　　E. 肱骨近端

3. 长管状骨结核的 X 线表现，哪些是正确的（　　　）

　　A. 好发于骨干　　　　　　B. 骨膜反应显著　　　　C. 易侵犯关节

　　D. 骨质破坏为主　　　　　E. 碎屑状或砂粒样死骨

4. 脊柱结核可出现下列哪些征象（　　　）

　　A. 骨质破坏　　　　　　　B. 椎间隙变窄　　　　　C. 寒性脓肿

　　D. 死骨　　　　　　　　　E. 新骨及骨桥形成

5. 有关脊柱结核的论述，哪些是正确的（　　　）

　　A. 多继发于肺结核

　　B. 是最常见的骨结核

　　C. 椎体骨质破坏并有椎间隙狭窄

　　D. 椎旁脓肿很少有钙化

　　E. 腰椎结核脓肿常表现为脊椎两旁梭形软组织肿胀阴影

6. 关于关节结核的描述，哪些是正确的（　　　）

　　A. 骨型较滑膜型多见

　　B. X 线表现以骨质破坏为主

　　C. 早期诊断不难

　　D. 晚期关节周围肌肉萎缩

　　E. 瘘管形成后可并发化脓性感染

7. 滑膜型关节结核的 X 线表现，哪些是正确的（　　　）

　　A. 关节肿胀

　　B. 关节边缘非持重面局限性骨质破坏

　　C. 较早出现关节间隙狭窄

　　D. 骨质疏松

　　E. 愈合后多出现纤维性关节强直

8. 脊柱结核的 MRI 诊断，哪些是正确的（　　　）

　　A. 多累及 2 个以上椎体

　　B. 椎间盘信号无改变

　　C. 骨质破坏大多呈长 T_1WI、长 T_2WI 信号改变

　　D. 椎旁软组织肿胀，轮廓模糊

　　E. 注射 Gd – DTPA 后，受累椎体及脓肿周边有异常对比强化

六、问答题

1. 短骨骨结核有何影像学表现特征？
2. 试述关节结核与化脓性关节炎的鉴别诊断。
3. 试述脊柱结核与化脓性脊椎炎的鉴别诊断。

答案部分

一、名词解释

1. 短骨结核骨质破坏时，髓腔内可见多个小囊状透光区，骨干膨大，皮质变薄，称为骨气臌。

2. 骨骺、干骺端结核有时破坏区内可见密度稍高、边缘不齐的斑点状小死骨，称为碎屑状死骨。

3. 干酪样坏死型脊椎结核者当病变突破骨皮质时，可在相邻软组织内形成脓肿，因其局部无红、肿、热、痛，故常被称为冷脓肿。

二、填空题

1. 干酪样坏死　增生

2. 中心型　边缘型　韧带下型　附件型

3. 滑膜型关节结核　骨型关节结核

三、是非判断题

1. √　2. ×　3. ×　4. ×　5. √　6. √　7. √

四、单项选择题

1. C　2. E　3. A　4. D　5. D　6. B　7. D　8. D　9. D　10. E　11. D　12. D　13. A
14. B　15. C　16. B　17. D　18. A　19. E　20. E　21. C　22. E　23. E　24. C
25. E　26. D　27. E　28. C　29. A　30. A

五、多项选择题

1. ABC　2. ABC　3. CDE　4. ABCDE　5. ABC　6. BDE　7. ABDE　8. ACDE

六、问答题

1. 答：早期显示软组织肿胀，手指或足趾呈均匀性梭形增粗。髓腔内可见多个小囊状透光区，骨干膨大，皮质变薄，称为"骨气臌"。海绵骨质显示稀疏，继而吸收、消失，在骨内形成囊样改变，形成骨囊状结核。骨髓内形成的脓肿可穿破骨皮质及增生的骨膜侵及软组织形成瘘管。治愈后，骨破坏可完全修复且不遗留瘢痕，是短骨结核的特点。

2. 答：（1）骨质破坏：关节结核破坏从关节边缘开始，持重部位破坏较晚，局部骨质疏松出现晚；化脓性关节炎持重部位骨质破坏出现最早且显著，骨质疏松出现快。（2）软骨破坏：关节结核破坏慢，关节间隙长期保持不变；化脓性关节炎破坏快，关节间隙很快变窄。（3）关节强直：关节结核较少见，多为纤维性强直；化脓性关节炎常见，多为骨性强直。（4）软组织改变：关节结核关节附近软组织脓肿，肌肉萎缩；化脓性关节炎关节附近软组织脓肿，肌肉无萎缩。（5）窦道：关节结核常易形成，且不易愈合；化脓性关节炎形成较少。

3. 答：（1）发病与病程：脊柱结核多见于儿童，发病缓慢，全身中毒症状较轻，病变进展慢，以月、年计；化脓性脊椎炎多见于成人，发病急骤，全身中毒症状重，病人进展快，以日、周计。（2）病变特征：脊柱结核以慢性进行性骨质破坏为主，增生硬化少，骨桥形成少，且轻而出现晚；化脓性脊椎炎可见骨质破坏及硬化，以增生硬化为主，可形成大而粗的骨桥。（3）椎体：脊柱结核常侵犯数个椎体，椎体被破坏而出现脊柱成角畸形；化脓性脊椎炎常侵犯 1～2 个椎体，可见尖端相对之楔状硬化骨块形成。（4）附件：脊柱结核很少侵犯，而化脓性脊椎炎发病率高。（5）椎间盘：脊柱结核椎间盘常有破坏，但不易发生骨性融合；化脓性脊椎炎椎间盘少有破坏，破坏后常易出现骨性融合，并可保持两椎体之高度。（6）死骨：脊柱结核常有砂粒状死骨及干酪样钙化形成；化脓性脊椎炎很少见到死骨形成。（7）椎旁脓肿：脊柱结核椎旁脓肿多见，而化脓性脊椎炎少见。

第七章　骨肿瘤与骨肿瘤样病变

习题部分

一、名词解释

1. 骨肿瘤
2. 肿瘤样病变
3. 肿瘤骨
4. Codman 三角
5. 骨片陷落征
6. Maffucci 综合征
7. 瘤巢
8. Albright 综合征

二、填空题

1. 骨肿瘤症状的三大特征表现是＿＿＿＿＿、＿＿＿＿＿＿和＿＿＿＿＿＿。

2. 骨肿瘤骨质破坏包括＿＿＿＿＿＿破坏、＿＿＿＿＿＿破坏以及＿＿＿＿＿破坏。

3. 骨样骨瘤主要由＿＿＿＿＿＿＿＿＿及＿＿＿＿＿＿＿两部分组成。

4. 肿瘤骨是肿瘤细胞形成的骨组织，依 X 线表现分为＿＿＿＿＿＿、＿＿＿＿＿、
＿＿＿＿＿＿＿＿及＿＿＿＿＿＿四种。

5. 恶性肿瘤骨质破坏包括＿＿＿＿＿＿＿破坏、＿＿＿＿＿＿＿破坏及＿＿＿＿＿＿
破坏三种表现。

6. 骨瘤按骨质密度可分为＿＿＿＿＿型、＿＿＿＿＿＿型及＿＿＿＿＿型。

7. 骨血管瘤是起源于骨血管的良性肿瘤，按组织上可分为＿＿＿＿＿＿＿＿＿型和
＿＿＿＿＿型。

8. 骨巨细胞瘤骨破坏区的改变可分为＿＿＿＿＿＿＿和＿＿＿＿＿＿两种类型。

9. 发生于四肢、躯干的骨纤维异常增殖症有＿＿＿＿＿＿、＿＿＿＿＿＿、＿＿＿＿＿＿
以及＿＿＿＿＿＿四种 X 线表现。

10. 成骨肉瘤根据肿瘤在骨骼中的成骨改变可分为＿＿＿＿＿＿型、＿＿＿＿＿＿
和＿＿＿＿＿型。

11. 骨纤维肉瘤为起源于非成骨性纤维结缔组织的一种少见恶性骨肿瘤，可分为
＿＿＿＿＿＿＿＿＿和＿＿＿＿＿＿两种。

12. 肿瘤转移可通过＿＿＿＿＿＿、＿＿＿＿＿＿和＿＿＿＿＿＿途径到达骨骼。

三、是非判断题

1. 骨巨细胞瘤的良、恶性鉴别，必须将临床、病理、X 线影像学三者相结合方可做出诊断。（　　）

2. 成骨肉瘤出现象牙质样瘤骨，提示肿瘤生长活跃，恶性程度高，预后不好。（　　）

3. Codman 三角骨膜反应是成骨肉瘤特有的 X 线征象。（　　）

4. 软骨肉瘤恶性度越高，钙化越不规则，钙斑密度越低。（　　）

5. 前列腺癌的骨转移中，以溶骨性改变最多见。（　　）

6. 纤维肉瘤的特征是无成骨现象，因而主要表现为溶骨性破坏。（　　）

7. 所有骨髓瘤患者尿中本 – 周蛋白皆呈阳性。（　　）

四、单项选择题 (在备选答案中选择 1 个最佳答案，并把它的标号写在题后的括号内)

1. 诊断骨肿瘤最重要的一项是（　　）

   A. 确立部位　　　　　　　B. 进行分类　　　　　　　C. 良、恶性鉴别

   D. 程度判断　　　　　　　E. 名称的确定

2. 骨肿瘤的生长方式不包括（　　）

   A. 膨胀性生长　　　　　　B. 浸润性生长　　　　　　C. 突出性生长

   D. 弥漫性生长　　　　　　E. 种植性生长

3. 骨瘤好发于（　　）

   A. 长骨　　　　　　　　　B. 扁骨　　　　　　　　　C. 肱骨

   D. 颅骨、颜面骨、下颌骨　E. 短骨

4. 下列哪一项不符合骨瘤的 X 线表现（　　）

   A. 突出于骨表面的均匀致密影

   B. 圆形、类圆形的骨性突起

   C. 病灶中心出现瘤巢

   D. 副鼻窦内类圆形或分叶状致密影

   E. 骨皮质与向外突出之骨影相连续

5. 关于副鼻窦骨瘤，下述哪项不正确（　　）

   A. 多见于上颌窦内

   B. 常为单发

   C. 呈圆形、类圆形或分叶状

   D. 个别肿瘤可有蒂

   E. 较大肿瘤可使窦壁隆起，形成畸形

6. 骨软骨瘤的好发年龄是（　　）

A. 30~50 岁   B. 儿童   C. 10~20 岁

D. 20~40 岁   E. 5~15 岁

7. 骨软骨瘤的好发部位是（   ）

A. 骨干   B. 骨骺   C. 关节

D. 干骺端   E. 骨髓

8. 骨软骨瘤最多见于（   ）

A. 股骨远端和胫骨近端

B. 股骨近端和胫骨远端

C. 腓骨近端和肱骨近端

D. 腓骨远端和肱骨远端

E. 桡骨远端和尺骨远端

9. 骨软骨瘤的 X 线表现，下列哪项错误（   ）

A. 是最常见的良性骨肿瘤

B. 好发于长骨干骺端

C. 男性多于女性

D. 可侵蚀附近骨，形成溶骨性破坏

E. 10~20 岁发病率高

10. 指出不符合骨软骨瘤表现的一项是（   ）

A. 发生于股骨远端和胫骨近端最多见

B. 分带蒂型和广基底型

C. 关节附近的肿瘤可影响关节的活动

D. 多数肿瘤随骨骺愈合而停止发展

E. 永远呈良性病程，不会发生恶性变

11. 下列良性骨肿瘤中，发病率最高的是（   ）

A. 骨瘤   B. 内生软骨瘤   C. 骨软骨瘤

D. 软骨母细胞瘤   E. 骨化性纤维瘤

12. 多发性骨软骨瘤的叙述中，哪项有误（   ）

A. 多有遗传性及家族史

B. 10~25 岁发病率最高

C. 好发部位为四肢长骨干骺端

D. 恶性变的机会较单发性少

E. 生长随骨骼发育停止而停滞

13. 多发性骨软骨瘤的 X 线表现中，哪项不正确（   ）

A. 肿瘤生长方向与肌腱牵拉方向一致

B. 形态多样，可呈丘陵状、钩状、圆锥状或菜花状

C. 瘤体表面凹凸不平，顶端可见不规则钙化

D. 甚少伴有骨骼形态改变

E. 一般无骨质侵蚀性破坏

14. 孤立性内生软骨瘤最多见于（　　　）

  A. 指骨   B. 掌骨   C. 跖骨

  D. 趾骨   E. 腕骨

15. 内生软骨瘤的 X 线表现是（　　　）

  A. 溶骨性骨破坏

  B. 葱皮样骨膜反应

  C. 日光放射状骨膜反应

  D. 膨胀性低密度区内夹杂钙化斑块

  E. 密度增高的肿瘤骨

16. 关于内生软骨瘤，请指出错误描述的一项是（　　　）

  A. 发生于软骨内成骨的骨骼

  B. 好发于四肢短骨

  C. 生长缓慢，早期可无症状

  D. 肿瘤内出现砂粒状钙化为特征性征象

  E. 无恶性变倾向

17. 哪项不是内生软骨瘤的 X 线表现（　　　）

  A. 短骨囊状膨胀性改变

  B. 骨皮质变薄，边界清楚

  C. 内可见无结构的砂粒状钙化

  D. 可见软组织肿块

  E. 一般无骨膜增生

18. 关于内生软骨瘤恶变的论述，何者有误（　　　）

  A. 发生率高于骨软骨瘤

  B. 扁骨较短骨易恶变

  C. 疼痛加剧可能是恶变征兆

  D. 瘤体越大者越易恶变

  E. 砂粒状钙化是恶变征象

19. 有关多发性内生软骨瘤的描述，错误的是（　　　）

A. 发生于软骨内成骨的骨骼

B. 病灶分布多为单侧性

C. 常同时波及同一手中的多个掌骨和指骨

D. 常有遗传史和家族史

E. 约20%可恶变为软骨肉瘤

20. 骨样骨瘤多见于下列哪两个部位 (   )

    A. 股骨和胫骨   B. 股骨和腓骨   C. 胫骨和腓骨

    D. 肱骨和股骨   E. 胫骨和肱骨

21. 良性骨肿瘤中有显著夜间疼痛的是 (   )

    A. 骨母细胞瘤   B. 软骨瘤   C. 骨瘤

    D. 骨样骨瘤   E. 骨软骨瘤

22. 服水杨酸钠药物可使疼痛暂时缓解的良性骨肿瘤是 (   )

    A. 软骨母细胞瘤   B. 骨样骨瘤   C. 骨瘤

    D. 软骨瘤   E. 骨软骨瘤

23. 骨样骨瘤的 X 线表现中，具有诊断意义的是 (   )

    A. 好发于股骨和胫骨

    B. 瘤巢

    C. 病灶周围有骨质增生硬化

    D. 骨膜反应

    E. 钙化

24. 有关骨样骨瘤"瘤巢"的说法，下列错误的是 (   )

    A. 瘤巢可出现于骨皮质、骨膜下、骨髓腔和松质骨内

    B. 所有骨样骨瘤的瘤巢于 X 线平片都可显示

    C. 位于髓腔内的瘤巢有时可较大

    D. 瘤巢大小为 1～1.5cm

    E. 瘤巢可有多个

25. 下列哪项与骨样骨瘤的临床表现不符 (   )

    A. 可发生于全身任何骨骼的任何部位

    B. 好发年龄为 10～25 岁，90% 在 25 岁以下

    C. 日间疼痛较夜间明显

    D. 服水杨酸类药物可缓解疼痛

    E. 发生于关节附近者可伴有关节滑膜炎

26. 骨母细胞瘤最常发生于 (   )

A. 脊椎　　　　　　　B. 长管状骨　　　　　　C. 手部指骨

D. 肋骨　　　　　　　E. 颅骨

27. 指出与骨母细胞瘤临床表现不符合的一项 （　　　）

　　A. 70% 发生于 20 岁以前

　　B. 起病缓慢，有夜间疼痛

　　C. 脊椎附件为常见发生部位

　　D. 发生于胸椎者有脊髓神经根压迫症状

　　E. 血碱性磷酸酶水平增高

28. 骨母细胞瘤的 X 线表现及临床特征不包括 （　　　）

　　A. 局限性囊状膨胀性骨质破坏

　　B. 肿瘤内可见斑点状、条索状、云絮状钙化影

　　C. 肿瘤边界常有骨质增生硬化

　　D. 一般无骨膜反应

　　E. 常恶变为骨肉瘤

29. 软骨母细胞瘤好发的部位是 （　　　）

　　A. 骨骺　　　　　　　B. 干骺端　　　　　　　C. 骨干

　　D. 骨膜　　　　　　　E. 骨皮质

30. 软骨母细胞瘤多见于 （　　　）

　　A. 股骨近端和胫骨远端

　　B. 股骨远端和胫骨近端

　　C. 肱骨大结节和胫骨近端

　　D. 跟骨和距骨

　　E. 髂骨和坐骨

31. 下列哪项对软骨母细胞瘤具有诊断价值 （　　　）

　　A. 好发于青少年

　　B. 常见于四肢长骨骨骺

　　C. 偏心性圆形或类圆形骨质透亮区

　　D. 病灶内斑点状、云絮状钙化

　　E. 皮质变薄呈壳状

32. 关于软骨母细胞瘤的论述，下列哪项不正确 （　　　）

　　A. 也称为成软骨细胞瘤

　　B. 好发于青少年，10 ~ 20 岁多发

　　C. 股骨近端最多见

D. 有时可见骨膜反应

E. 部分具有侵蚀性

33. 软骨黏液样纤维瘤常发生于（　　）

A. 股骨上端和肱骨下端

B. 桡骨下端和尺骨下端

C. 胫骨下端和腓骨上端

D. 胫骨上端和股骨下端

E. 尺骨上端和肱骨上端

34. 软骨黏液样纤维瘤的 X 线表现，不符合的一项是（　　）

A. 肿瘤多位于干骺端

B. 呈偏心性圆形囊状破坏

C. 有较粗的骨嵴并呈分房状

D. 常有钙化出现

E. 一般无骨膜反应

35. 有关骨血管瘤的说法，不正确的是（　　）

A. 任何年龄均可发病，以儿童居多

B. 任何部位均可发生

C. 发病时间长，可达数年或十几年

D. 脊椎血管瘤重者可出现脊髓神经受压症状

E. 海绵状血管瘤多见于脊椎和颅骨

36. 骨血管瘤的说法哪项有误（　　）

A. 组织上可分为海绵型和毛细血管型

B. 海绵型多见于脊椎和头颅

C. 颅骨血管瘤多发生于成年人

D. 脊椎血管瘤以颈椎多见

E. 颅骨血管瘤单发者较多

37. 脊椎血管瘤较为特征的 X 线表现是（　　）

A. 椎体膨胀性改变

B. 椎间隙不窄

C. 椎体骨质吸收呈栅栏状

D. 椎旁软组织肿块

E. 椎体楔状变形

38. 颅骨血管瘤 X 线表现中，最有诊断意义的是（　　）

A. 颅骨外板呈圆形或类圆形骨质破坏

B. 破坏区呈蜂窝状

C. 边缘清楚呈小锯齿状

D. 与颅骨表面垂直之放射状骨针

E. 颅骨外板向上膨胀变薄

39. 下列长骨血管瘤的 X 线表现中，错误的是（　　　）

A. 四肢长骨均可侵犯

B. 呈偏心或中心性生长

C. 肿瘤呈多囊性或溶骨性破坏

D. 囊状破坏者可有骨嵴形成，骨皮质变薄

E. 无骨膜增生反应

40. 骨巨细胞瘤的性质，属于（　　　）

A. 良性　　　　　　　B. 潜在恶性　　　　　　C. 恶性

D. 高度恶性　　　　　E. 性质不明

41. 介于良、恶性之间的骨肿瘤是（　　　）

A. 骨巨细胞瘤　　　　B. 骨瘤　　　　　　　　C. 骨样骨瘤

D. 软骨母细胞瘤　　　E. 软骨瘤

42. 骨巨细胞瘤的好发年龄为（　　　）

A. 1～10 岁　　　　　B. 20～40 岁　　　　　　C. 50～60 岁

D. 60 岁以上　　　　　E. 任何年龄

43. 良性骨巨细胞瘤的 X 线所见，请选出错误的一项（　　　）

A. 好发于四肢长骨的骨端

B. 早期呈偏心性骨质破坏

C. 典型者呈"肥皂泡样"改变

D. 周围可见薄层骨壳形成

E. 邻近有针样瘤骨

44. "肥皂泡影"征象见于（　　　）

A. 骨巨细胞瘤　　　　B. 骨瘤　　　　　　　　C. 软骨瘤

D. 骨样骨瘤　　　　　E. 软骨母细胞瘤

45. 有关骨巨细胞瘤的说法，哪项不正确（　　　）

A. 好发年龄为 20～40 岁，10 岁以下罕见

B. 常发生于长骨骨端

C. 病理分级与临床症状可不相符

D. 有"肥皂泡样"改变便可确诊

E. 肿瘤生长迅速、疼痛加剧，提示可能有恶变

46. 骨巨细胞瘤的 X 线表现特征是（　　　）

　　A. 外生性，可见明显破坏

　　B. 偏心性，位于骨端，"肥皂泡样"改变

　　C. 位于干骺端，病灶内有肿瘤骨

　　D. 骨破坏，可见 Codman 三角

　　E. 骨性破坏，可见片状钙化

47. 成骨肉瘤的主要临床表现是（　　　）

　　A. 局部进行性疼痛　　　　　　B. 局部皮温增高　　　　　C. 浅表静脉怒张

　　D. 功能障碍　　　　　　　　　E. 以上均是

48. 成骨肉瘤的主要 X 线征象是（　　　）

　　A. 骨质破坏　　　　　　　　　B. 骨膜增生　　　　　　　C. 软组织肿块

　　D. 肿瘤骨形成　　　　　　　　E. 钙化

49. 成骨肉瘤的 X 线征象中，下列哪项错误（　　　）

　　A. 好发于青少年膝关节附近骨的干骺端

　　B. 可见棉絮状、象牙质状及针状瘤骨

　　C. 松质骨内虫蚀状、斑片状破坏

　　D. Codman 三角是特征性改变

　　E. 最主要症状是疼痛

50. 下列关于骨肉瘤的 X 线表现，不正确的是（　　　）

　　A. 混合型骨肉瘤最多见

　　B. 溶骨型骨肉瘤以骨质破坏为主

　　C. 成骨型骨肉瘤以肿瘤骨形成为主

　　D. MRI 发现细小瘤骨优于 CT

　　E. MRI 可以显示血管、神经和肌肉的关系

51. 指出成骨肉瘤描述中错误的一项（　　　）

　　A. 为起源于间叶组织常见的恶性肿瘤

　　B. 好发年龄为 10~25 岁

　　C. 临床主要表现为疼痛、肿胀及功能障碍

　　D. 通过测定酸性磷酸酶可帮助诊断

　　E. 除四肢骨外，扁骨也可发生成骨肉瘤

52. 下述骨肉瘤的临床特征和影像学描述中，错误的是（　　　）

A. 原发性恶性骨肿瘤中发病率最高

B. 发生在长管状骨干骺端

C. 溶骨性骨破坏，无肿瘤性成骨改变

D. 葱皮样骨膜反应

E. 肿瘤内可见钙化影

53. 下列哪项不是成骨肉瘤的 X 线表现（　　）

    A. 溶骨性骨破坏　　　　　B. 肿瘤骨形成　　　　　C. 死骨形成

    D. 骨膜反应　　　　　　　E. 软组织肿块

54. 关于成骨肉瘤的 X 线表现，下列哪项是错误的（　　）

    A. 好发于长骨的干骺端或骨端

    B. 主要呈膨胀性破坏

    C. 可见皮质旁骨膜反应

    D. 有肿瘤骨形成

    E. 局部有软组织肿块

55. 成骨肉瘤最常发生转移的部位是（　　）

    A. 肺　　　　　　　　　　B. 心包　　　　　　　　C. 淋巴结

    D. 盆腔　　　　　　　　　E. 其他骨骼

56. 成骨肉瘤主要的转移途径是（　　）

    A. 血行转移　　　　　　　B. 淋巴转移　　　　　　C. 种植性播散

    D. 跳跃性转移　　　　　　E. 直接侵犯

57. 骨旁骨肉瘤的描述，不恰当的是（　　）

    A. 又称皮质旁骨肉瘤

    B. 起源于骨膜或骨旁结缔组织

    C. 恶性程度高，预后不好

    D. 常见于股骨下端腘窝部

    E. 肿瘤发展缓慢，病程可较长

58. 骨旁骨肉瘤的 X 线表现中，不正确的是（　　）

    A. 多位于干骺端、皮质旁

    B. 肿瘤呈半圆形或分叶状肿块，基底可部分与骨干相连

    C. 可包绕骨干生长，邻近骨皮质可增厚受压

    D. 晚期有骨质破坏，可无骨膜反应

    E. 无软组织肿块出现

59. 软骨肉瘤最多见于（　　）

A. 股骨   B. 肱骨   C. 胫骨

D. 髂骨   E. 肋骨

60. 软骨肉瘤的描述中，错误的是（   ）

A. 发病率仅次于成骨肉瘤

B. 按发病部位可分为中心型和周围型

C. 周围型较中心型多见

D. 四肢长管骨为好发部位

E. 原发性者发展较快，预后不好

61. 从周围型软骨肉瘤的叙述中，找出不恰当的一项（   ）

A. 肿瘤多位于肌腱附着处的骨皮质或骨膜

B. 最多见于髂骨

C. 继发性比原发性少见

D. X 线表现为骨旁软组织肿块并见云絮状或点片状钙化

E. 预后较中心型差

62. 起源于成纤维性结缔组织的骨肿瘤是（   ）

A. 非骨化性纤维瘤   B. 骨纤维肉瘤   C. 软骨肉瘤

D. 尤文肉瘤   E. 骨髓瘤

63. 骨纤维肉瘤的描述中，错误的是（   ）

A. 与成骨肉瘤比较，恶性程度低、预后好

B. 依病变部位不同分为中央型和周围型

C. 中央型较周围型多见

D. 发病部位为四肢骨干或干骺端

E. 常有肿瘤骨形成

64. 骨恶性肿瘤中可见到死骨的是（   ）

A. 成骨肉瘤   B. 皮质旁骨肉瘤   C. 软骨肉瘤

D. 骨纤维肉瘤   E. 尤文肉瘤

65. 以下为中央型骨纤维肉瘤的 X 线表现，但需除外（   ）

A. 骨髓腔内见类圆形囊状骨质破坏区，边缘清楚而不规则

B. 破坏区内可见排列紊乱的条索状致密影

C. 骨皮质变薄，轻度膨胀并有骨质增生硬化

D. 肿瘤破坏骨皮质而穿入软组织时，可有少许骨膜新生骨形成

E. 破坏区有时可见小死骨

66. 骨纤维肉瘤的病理特点是（   ）

A. 肿瘤在骨髓腔内浸润生长并向周围扩展

B. 骨髓腔内可见边缘不规则之骨质破坏

C. 骨皮质变薄，轻度膨胀

D. 肿瘤不形成瘤骨或瘤软骨

E. 侵及软组织并形成软组织肿块

67. 中央型骨纤维肉瘤发病起始于（   ）

A. 骨髓腔　　　　　　　B. 骨外膜　　　　　　　C. 骨旁结缔组织

D. 骨皮质　　　　　　　E. 骨骺板

68. 有关周围型纤维肉瘤的论述，错误的是（   ）

A. 起始于骨外膜，较中央型少见

B. 与中央型比较肿瘤发展慢，骨质破坏较迟

C. 无明显软组织肿块

D. 出现疼痛症状较中央型晚

E. 多为继发性

69. 有关骨纤维肉瘤的论述，不恰当的是（   ）

A. 起源于非成骨性间叶组织

B. 多见于 30~60 岁中青年

C. 好发于脊柱和骨盆骨

D. 可分为原发性和继发性

E. 需与恶性纤维组织细胞瘤鉴别

70. 有关骨纤维肉瘤的影像学表现，下列哪一项不正确（   ）

A. 主要为长骨近关节端偏心性溶骨性破坏

B. 骨质破坏边缘不规则，周围多无硬化缘

C. 局部骨皮质变薄、中断

D. 破坏区可见大小不等斑片状残留骨

E. 破坏区内不可能见到死骨

71. 从尤文肉瘤的临床表现中，找出一项错误者（   ）

A. 多见于 5~25 岁男性

B. 属小圆细胞性恶性肿瘤

C. 好发于四肢长骨的干骺端

D. 可有类似急性骨髓炎症状

E. 中性粒细胞可升高

72. 尤文肉瘤典型的 X 线表现是（   ）

  A. 骨质广泛破坏

  B. 长骨骨干髓腔内斑点状溶骨性破坏伴葱皮状骨膜反应

  C. 可见"袖口征"

  D. 肿瘤向外突破，早期出现软组织肿块

  E. 干骺端在骨质破坏的同时，出现骨质增生硬化

73. 下列有关尤文肉瘤的描述中，错误的一项是（ ）

  A. 好发于年轻人骨骺

  B. 可见层状骨膜增生

  C. 进行性溶骨破坏，易波及整个患骨

  D. 有时难于与急性骨髓炎鉴别

  E. 对放射治疗敏感，但不易决定照射野

74. 尤文肉瘤最多发生于（ ）

  A. 股骨   B. 骨盆   C. 胫骨

  D. 脊椎   E. 颅骨

75. 恶性骨肿瘤中对放射治疗敏感的是（ ）

  A. 骨肉瘤   B. 软骨肉瘤   C. 骨纤维肉瘤

  D. 尤文肉瘤   E. 骨髓瘤

76. 骨淋巴瘤发病年龄大部分在（ ）

  A. 1～5 岁   B. 5～15 岁   C. 15～25 岁

  D. 25～40 岁   E. 40 岁以上

77. 骨淋巴瘤临床表现特点是（ ）

  A. 发病率低

  B. 症状轻微，病程缓慢

  C. 局部有间歇性疼痛

  D. 任何骨骼都可发病

  E. 对放射治疗敏感

78. 骨淋巴瘤 X 线表现哪项不符合（ ）

  A. 骨干及干骺端广泛虫蚀样溶骨性破坏

  B. 伴有残存未消失的骨组织呈"溶冰"状改变

  C. 肿瘤侵犯骨皮质时可有轻度膨胀变薄

  D. 可有显著骨膜反应

  E. 肿瘤穿破骨皮质后形成软组织肿块

79. 骨质破坏呈"溶冰"状改变见于（ ）

A. 骨肉瘤　　　　　　　B. 软骨肉瘤　　　　　　C. 纤维肉瘤

D. 尤文肉瘤　　　　　　E. 骨淋巴瘤

80. 关于骨髓瘤，下列哪项错误（　　　）

A. 是恶性骨肿瘤中较常见的一种

B. 病变好发于脊椎、肋骨、颅骨和骨盆

C. 病变多为边缘清楚的圆形"穿凿状"溶骨性破坏

D. 常见骨膜反应及软组织肿块

E. 一般以 40 岁以上中老年人多见

81. 多发性骨髓瘤好发年龄为（　　　）

A. 10～20 岁　　　　　　B. 20～30 岁　　　　　　C. 30～40 岁

D. 40～60 岁　　　　　　E. 60 以上

82. 骨髓瘤化验结果哪项不符合（　　　）

A. 贫血　　　　　　　　B. 本－周蛋白阳性　　　　C. 碱性磷酸酶增高

D. 血沉加快　　　　　　E. 单克隆免疫球蛋白增高

83. 下列哪项临床表现对诊断骨髓瘤最有价值（　　　）

A. 40 岁以上男性

B. 胸背部疼痛

C. 进行性贫血

D. Bence－Jones 蛋白阳性

E. 血沉加快

84. 下列为骨髓瘤常发生部位，除外（　　　）

A. 脊椎　　　　　　　　B. 颅骨　　　　　　　　　C. 骨盆

D. 肋骨　　　　　　　　E. 指骨

85. 骨髓瘤的 X 线表现如下，但应除外（　　　）

A. 广泛骨质疏松

B. 多发性穿凿样骨质破坏

C. 破坏区边缘硬化

D. 软组织肿块

E. 病理性骨折

86. 下列为各部位骨髓瘤 X 线表现，哪项错误（　　　）

A. 颅骨可呈多个小圆形穿凿样骨质破坏，边缘不清

B. 肋骨可见小囊状破坏，皮质变薄

C. 脊椎仅破坏椎体，通常附件不累及

D. 骨盆可见大面积溶骨性破坏

E. 长骨病变多见于肱骨和股骨近端

87. 有关骨髓瘤 X 线表现的描述，哪项不恰当（　　　）

A. 骨质破坏形态多样，可呈蜂窝状、穿凿样和鼠咬状

B. 骨质破坏区有明显硬化边缘

C. 脊椎有时仅表现为广泛骨质疏松

D. 头颅多侵犯顶骨、额骨和枕骨，呈小圆形穿凿样骨质破坏

E. 长骨表现为髓腔内大片溶骨性破坏，皮质膨胀变薄

88. 指出骶尾部脊索瘤 X 线表现错误的是（　　　）

A. 常发生于骶尾骨交界部位

B. 呈边缘不规整膨胀性溶骨性破坏

C. 病变范围广泛，可累及全部骶骨

D. 钙化甚少见

E. 可有软组织肿块突入盆腔

89. 关于脊索瘤的论述，下列哪项不恰当（　　　）

A. 起源于错位或残留的胚胎脊索组织

B. 是一种恶性程度较高的肿瘤

C. 最多见于骶尾部

D. 多呈边缘清楚硬化的骨质破坏，瘤内可见钙化

E. 发生于脊椎者可累及 2 个以上的椎体，附件可被侵犯

90. 下列恶性肿瘤很少转移到骨骼的是（　　　）

A. 肺癌　　　　　　　B. 乳腺癌　　　　　　　C. 食管癌

D. 前列腺癌　　　　　E. 鼻咽癌

91. 下列不属于骨转移瘤好发部位的是（　　　）

A. 腰椎　　　　　　　B. 髂骨　　　　　　　　C. 肋骨

D. 桡骨　　　　　　　E. 颅骨

92. 成骨型骨转移瘤的原发灶，下列哪种最常见（　　　）

A. 肾癌　　　　　　　B. 甲状腺癌　　　　　　C. 骨癌

D. 前列腺癌　　　　　E. 肺癌

93. 转移性骨肿瘤的 X 线表现，下列哪项错误（　　　）

A. 骨质破坏可单发或多发

B. 一般无骨膜增生与软组织肿块

C. 常伴病理性骨折

　　D. 脊柱、骨盆、肋骨多见

　　E. 椎体破坏，椎间隙变窄

94. 脊椎转移瘤的 X 线表现哪项应除外 （　　）

　　A. 椎体压缩呈楔状变形

　　B. 椎间隙变窄

　　C. 椎弓根破坏消失

　　D. 椎体不规则密度增高

　　E. 椎旁软组织影

95. 有关骨转移瘤的说法，哪项不正确 （　　）

　　A. 以躯干骨多见

　　B. 前列腺癌最易发生骨转移

　　C. 无或有轻微骨膜反应

　　D. 碱性磷酸酶多数增高

　　E. 最后确诊均须依赖病理

96. 关于溶骨型骨转移瘤的 X 线表现，不恰当的叙述是 （　　）

　　A. 病变呈虫蚀状破坏，边缘不规则，无硬化边缘

　　B. 病灶常多发，范围大小不等

　　C. 骨质破坏与正常骨组织有明显分界

　　D. 除继发病理性骨折外，很少有骨膜反应

　　E. 一般无软组织肿块

97. 孤立性骨囊肿的 X 线表现中具有诊断价值的一项是 （　　）

　　A. 干骺端圆形或卵圆形骨密度减低

　　B. 密度减低区无硬化边缘

　　C. 病变长轴与骨干长轴平行

　　D. 继发病理性骨折时，骨折片陷落于囊腔中

　　E. 局部骨皮质膨胀变薄，囊内无钙化

98. 以下骨肿瘤样病变中，骨皮质膨胀呈"吹泡状"表现的是 （　　）

　　A. 孤立性骨囊肿　　　　　B. 动脉瘤样骨囊肿　　　　　C. 骨纤维异常增殖症

　　D. 畸形性骨炎　　　　　　E. 嗜酸性肉芽肿

99. 关于骨囊肿的 X 线表现，哪项错误 （　　）

　　A. 好发于肱骨、股骨和胫骨

　　B. 为膨胀性且边界清楚的圆形或卵圆形透亮区

　　C. 病变长轴方向与骨干一致

    D. 有单房和多房囊肿

    E. 有骨膜反应

100. 病理性骨折后病变内可见陷落骨折片，首先应考虑的诊断是（　　）

    A. 孤立性骨囊肿　　　　　B. 动脉瘤样骨囊肿　　　　　C. 骨巨细胞瘤

    D. 非骨化性纤维瘤　　　　E. 嗜酸性肉芽肿

101. 骨囊肿的 X 线表现，哪项是错误的（　　）

    A. 多见于青少年长骨骨干

    B. 病变于骨髓腔，呈单房性、椭圆形骨质破坏

    C. 周围有薄层硬化，边界清楚

    D. 常易发生病理性骨折

    E. 病变呈横向发展

102. 动脉瘤样骨囊肿的好发年龄是（　　）

    A. 5～10 岁　　　　　　　B. 10～20 岁　　　　　　　C. 20～30 岁

    D. 30～40 岁　　　　　　　E. 40 岁以上

103. 长骨动脉瘤样骨囊肿的 X 线表现，哪一项有误（　　）

    A. 病变发生于骨干或干骺端

    B. 部分表现为小"气球"状局部膨胀透光区，周围有薄层骨壳

    C. 肿瘤纵轴与长骨不一致

    D. 病变内部可有不规则骨小梁分隔如"肥皂泡状"

    E. 可有软组织肿块形成

104. 骨纤维异常增殖症的描述，下列哪项不正确（　　）

    A. 可一骨或多骨同时发病

    B. X 线典型表现为磨砂玻璃样改变

    C. 少合并病理性骨折

    D. 骨轮廓增粗，有时弯曲变形

    E. 长管状骨骨骺及干骺端为好发部位

105. 非骨化性纤维瘤多见于（　　）

    A. 股骨和胫骨　　　　　　B. 股骨和肱骨　　　　　　C. 胫骨和腓骨

    D. 肱骨和桡骨　　　　　　E. 脊椎和骨盆

106. 非骨化性纤维瘤的论述，错误的是哪一项（　　）

    A. 起源于非成骨间叶组织的良性肿瘤

    B. 多发于青少年

    C. 发展缓慢，症状轻微

D. 胫骨最多见

E. 常发生恶变

107. 非骨化性纤维瘤的 X 线表现，下列哪项错误（　　　）

A. 肿瘤位于干骺端皮质下，呈偏心生长

B. 呈一单房或多房状卵圆形之囊性骨质破坏区

C. 边界清楚、不规则并与骨长轴一致

D. 肿瘤周围有硬化缘，骨皮质变薄

E. 常有钙化出现

108. 畸形性骨炎最好发的部位是（　　　）

A. 头颅 　　　　　　B. 骨盆 　　　　　　C. 脊椎

D. 股骨 　　　　　　E. 手、足骨

109. 以下骨肿瘤样病变中，哪项碱性磷酸酶可能会升高（　　　）

A. 孤立性骨囊肿 　　　B. 动脉瘤样骨囊肿 　　　C. 畸形性骨炎

D. 非骨化性纤维瘤 　　E. 骨纤维异常增殖症

110. 下列病变中，碱性磷酸酶增高最显著的是（　　　）

A. 成骨肉瘤 　　　　　B. 骨转移瘤 　　　　　C. 皮质旁骨肉瘤

D. 畸形性骨炎 　　　　E. 纤维肉瘤

111. 骨囊状膨胀性破坏周围无硬化性边缘，下列病变首先应考虑的是（　　　）

A. 孤立性骨囊肿 　　　B. 软骨黏液样纤维瘤 　　　C. 骨巨细胞瘤

D. 非骨化性纤维瘤 　　E. 骨囊性纤维异常增殖症

112. 男，35 岁，主诉：右手中指中节指骨肿痛。查体：右手中指中节指骨膨隆，皮肤颜色正常，轻微压痛，关节运动不受限。X 线摄片如图 7 - 1，诊断首先应考虑为（　　　）

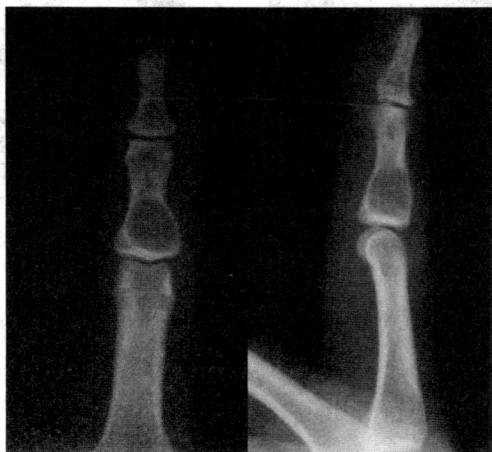

图 7 - 1

    A. 骨囊肿   B. 内生软骨瘤

    C. 骨巨细胞瘤   D. 骨软骨瘤

    E. 骨结核

113. 男，10 岁，左髋外伤后 X 线检查意外发现左股骨近端囊状破坏，如图 7 - 2，最可能的诊断是（　　）

    A. 骨囊肿

    B. 动脉瘤样骨囊肿

    C. 骨巨细胞瘤

    D. 内生软骨瘤

    E. 非骨化性纤维瘤

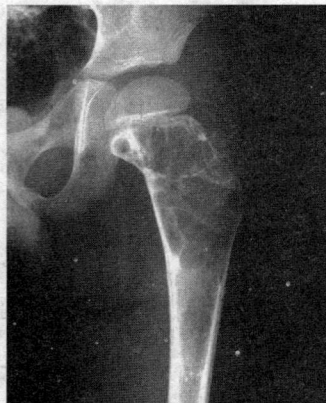

图 7 - 2

114. 患者，男性，32 岁，右膝关节肿痛 7 个月余。X 线摄片如图 7 - 3 所示，应诊断为（　　）

    A. 骨囊肿   B. 骨巨细胞瘤   C. 成骨肉瘤

    D. 骨转移瘤   E. 动脉瘤样骨囊肿

115. 男，20 岁，主诉右小腿上段疼痛，夜间加重。检查：右小腿上段局部微肿，有压痛。X 线摄片如图 7 - 4 所示，诊断应考虑为（　　）

    A. 慢性骨髓炎   B. 骨脓肿   C. 成骨肉瘤

    D. 骨样骨瘤   E. 骨转移瘤

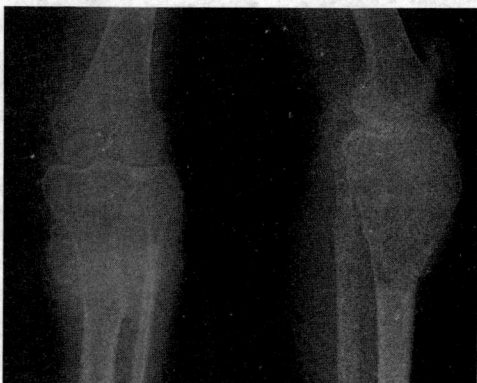

图 7 - 3

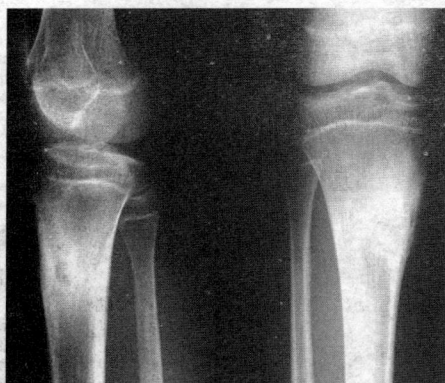

图 7 - 4

116. 男，18 岁，主诉右髋部疼痛半年余。X 线摄片见图 7 - 5，诊断首先应考虑为（　　）

    A. 软骨母细胞瘤   B. 骨结核   C. 内生软骨瘤

    D. 骨囊肿   E. 骨嗜酸性肉芽肿

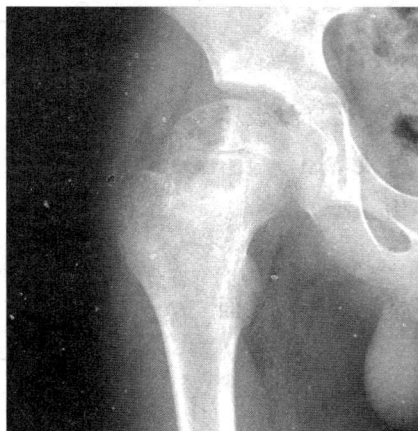

图 7 - 5

117. 男，19 岁，主诉右膝关节疼痛、肿胀近 1 个月。检查：右膝部肿胀，局部压痛明显。化验：碱性磷酸酶增高。X 线摄片如图 7 - 6 所示，诊断首先应考虑为（　　）

A. 骨母细胞瘤　　　　　　B. 成骨肉瘤　　　　　　C. 软骨肉瘤

D. 骨转移瘤　　　　　　　E. 骨脓肿

118. 男，59 岁，左大腿近端疼痛 5 个月余，夜间疼痛加剧；有肺癌病史 2 年。X 线摄片如图 7 - 7 所示，应考虑的诊断是（　　）

A. 骨转移瘤　　　　　　　B. 溶骨型骨肉瘤　　　　C. 骨脓肿

D. 骨巨细胞瘤　　　　　　E. 骨髓瘤

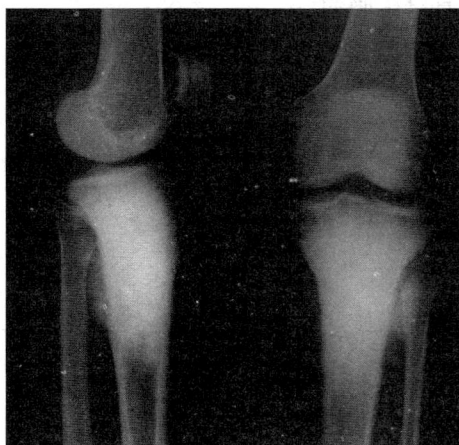

图 7 - 6

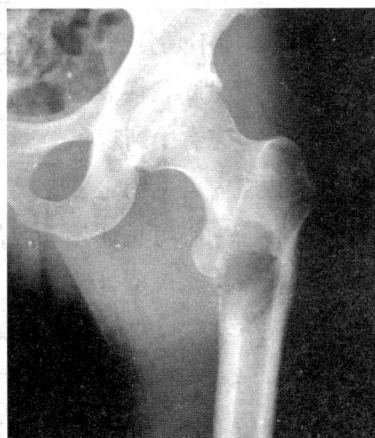

图 7 - 7

119. 对于诊断多发性骨髓瘤，下列 CT 表现哪项不支持（　　）

    A. 骨质疏松

    B. 椎体压缩骨折

    C. 骨内单发或多发穿凿样骨破坏

    D. 周围骨皮质完整或增厚

    E. 伴有软组织肿物

120. 符合骨囊肿的 CT 表现为（   ）

    A. 边缘有硬化，常见液 – 液平面

    B. 有钙化

    C. 多无液 – 液平面且无增强

    D. 有钙化或骨化影

    E. 边缘有硬化，多无液 – 液平面

121. X 线平片怀疑骨肉瘤，CT 检查的主要目的是（   ）

    A. 明确病变位置及周围组织的关系

    B. 更加清楚显示病变内部的结构

    C. 清楚准确地显示病变内部的结构

    D. 显示平片不能发现的细小病灶

    E. 以上均是

122. CT 发现左股骨远侧干骺端髓腔内密度增高、骨皮质破坏，外侧可见软组织肿块伴肿瘤骨。最有可能的诊断是（   ）

    A. 软骨肉瘤   B. 骨旁骨肉瘤   C. 骨肉瘤

    D. 尤文肉瘤   E. 恶性骨巨细胞瘤

123. 下列哪项不是骨巨细胞瘤的 CT 征象（   ）

    A. 肿瘤呈膨胀性表现

    B. 骨包壳有中断现象

    C. 肿瘤内可见钙化

    D. 肿瘤中心可见坏死、液化

    E. 肿瘤边缘可见骨嵴

124. 男，60 岁，腰背痛半年，尿本 – 周蛋白阳性，CT 示腰椎多个椎体及附件大小不等的穿凿样破坏，首先考虑（   ）

    A. 骨质疏松   B. 骨血管瘤   C. 多发性骨髓瘤

    D. 骨淋巴瘤   E. 骨转移瘤

125. 男，23 岁，左大腿上段疼痛 2 个月余，X 线检查如图 7 – 8 所示，应诊断为（   ）

A. 骨囊肿　　　　　　B. 骨转移瘤

C. 骨纤维异常增殖症　D. 骨巨细胞瘤

E. 骨母细胞瘤

126. 下述骨纤维异常增殖症表现中，哪项是错误的
（　　）

A. 皮肤色素沉着

B. 性早熟

C. 狮形面

D. 甲状旁腺功能减退

E. 单房或多房状骨透光病灶

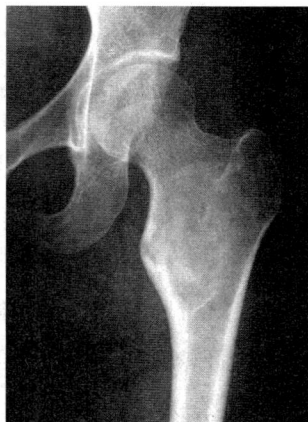

图 7 - 8

127. 有关骨纤维异常增殖症 X 线改变，哪项不正确
（　　）

A. 病灶可单发或多发

B. 好发于股骨，其次是骨盆、肋骨和头颅

C. 骨骺较少累及

D. 受累骨骼可变形

E. 病变与周围正常骨质分界不清

128. 骨纤维异常增殖症的典型 X 线表现，下列哪项不符合（　　）

A. 病变呈多房囊状改变

B. 骨干囊状透亮区，并有磨砂玻璃样改变

C. 一般无骨膜反应

D. 骨骺早闭

E. 颜面骨骨质硬化、密度增高

129. Albright 综合征是指（　　）

A. 骨纤维异常增殖症合并性早熟、皮肤色素沉着

B. 多发性内生软骨瘤合并骨血管瘤

C. 髋臼发育不良合并髋关节脱位

D. 糖尿病合并 Charcot 关节

E. 缺指畸形合并牙齿发育不良

五、多项选择题（在备选答案中有 2～5 个是正确的，将其全部选出并把标号写在题后的括号内，错选或漏选不给分）

1. 对诊断骨肿瘤有参考价值的临床资料包括（　　）

A. 病史   B. 性别   C. 年龄

D. 症状与体征   E. 化验室检查

2. 骨肿瘤 X 线诊断的要求包括（   ）

    A. 判断骨骼病变是不是骨肿瘤

    B. 是良性骨肿瘤还是恶性骨肿瘤

    C. 是原发性还是继发性

    D. 肿瘤的侵犯范围

    E. 肿瘤的组织学类型

3. 有关骨肿瘤的论述，哪些属正确（   ）

    A. 良性骨肿瘤较恶性骨肿瘤多见

    B. 良性骨肿瘤或肿瘤样病变均可发生恶性变

    C. 囊状破坏多提示肿瘤为良性或恶性程度不高

    D. 转移性骨肿瘤仅见于中老年人

    E. 含有软骨成分的肿瘤多有钙化出现

4. 恶性骨肿瘤的 X 线表现包括（   ）

    A. 骨质破坏，边缘模糊

    B. 非浸润性生长

    C. 常有骨膜反应

    D. 无软组织肿块

    E. 肿瘤生长缓慢

5. 骨瘤的临床表现特点有（   ）

    A. 症状多因为肿瘤压迫所致

    B. 常发生于颅骨、颜面骨和下颌骨

    C. 生长缓慢，骨骼发育成熟后也停止生长

    D. 副鼻窦内的骨瘤可引起副鼻窦炎

    E. 较少跨越颅缝生长

6. 符合骨软骨瘤 X 线表现的有（   ）

    A. 干骺端背向关节生长的骨性突起

    B. 肿瘤随骨骺生长而逐渐移至骨干

    C. 肿瘤的骨皮质与骨干皮质相连续

    D. 瘤体顶端常可见钙化斑

    E. 邻近正常骨骼有时可受压迫而致变形

7. 有关骨软骨瘤的说法，哪些正确（   ）

A. 为最常见的良性骨肿瘤

B. 有时也称外生骨疣

C. 长管状骨骨骺为主要发生部位

D. 骨骼发育成熟后停止生长

E. 部分肿瘤可恶变

8. 提示骨软骨瘤恶变的征象有（　　　）

A. 瘤体较大，近期生长迅速

B. 骨皮质侵蚀破坏，有骨膜反应

C. 软骨帽厚度增加

D. 钙化斑变模糊

E. 软组织出现肿块

9. 长骨孤立性内生软骨瘤的 X 线表现特点包括（　　　）

A. 病变开始于干骺端，随骨的发育逐渐移至骨干

B. 肿瘤较局限，多呈偏心生长

C. 边界清楚并有硬化边缘，内有骨嵴分隔

D. 膨胀程度较轻

E. 常不出现钙化

10. 长骨骨母细胞瘤骨破坏的特点包括（　　　）

A. 多呈中心性

B. 可呈单囊或多囊

C. 骨皮质变薄如壳状

D. 破坏区直径为 2～10cm

E. 边缘多数清楚

11. 恶性骨巨细胞瘤 CT 表现为（　　　）

A. 破坏区骨壳不完整

B. 出现骨膜反应

C. 边界模糊不清

D. 不均匀明显强化

E. 出现软组织肿块

12. 关于骨血管瘤的论述，正确的有（　　　）

A. 为起源于骨血管的良性肿瘤

B. 毛细血管型多见于长骨和扁骨

C. 颅骨血管瘤多发生于青少年

D. 脊椎血管瘤常多发、细小且无症状

E. 颅骨血管瘤多累及颅骨内板

13. 骨巨细胞瘤常见发生的部位有（　　　）

A. 股骨下端　　　　　　　B. 胫骨上端　　　　　　C. 肱骨下端

D. 桡骨下端　　　　　　　E. 腓骨下端

14. 骨巨细胞瘤的典型 X 线表现有哪些（　　　）

A. 偏心性膨胀性溶骨性破坏，边界清楚

B. 破坏区似有分隔大小不等的小房，呈泡沫状表现

C. 破坏边缘无骨硬化，且常有筛孔样破坏

D. 骨质破坏并出现软组织肿块

E. 病变内部可见钙化

15. 骨巨细胞瘤的常见表现为（　　　）

A. 多见于 20 ~ 40 岁　　　B. 好发于长骨骨端　　　C. 膨胀性骨质破坏

D. 通常无骨膜反应　　　　E. 病灶无钙化

16. 提示骨巨细胞瘤恶变的征象有（　　　）

A. 肿瘤生长迅速，疼痛剧烈且持续

B. 肿瘤骨壳大部分或全部断裂吸收

C. 出现边缘模糊的软组织肿块

D. 与肿瘤相连的骨干出现边缘模糊破坏

E. 出现骨折

17. 以下哪些作为良性肿瘤的 X 线表现是适当的（　　　）

A. 病变边缘清楚

B. 一般无骨膜反应

C. 骨质破坏呈囊状膨胀性，皮质变薄

D. 骨皮质破坏呈不规则虫蚀状

E. 出现软组织肿块

18. 恶性骨肿瘤的 X 线表现包括（　　　）

A. 病变边界模糊且不规则

B. 病变形态常为弥漫性浸润

C. 常有骨膜反应，多见"袖口征"

D. 无软组织肿块

E. 生长迅速

19. 下列哪些不是成骨肉瘤特征性 X 线表现（　　　）

A. 肿瘤骨形成   B. 早期骨皮质受侵   C. 病理性骨折

D. 软组织肿块   E. 骨膜增生

20. 有关肿瘤骨的描述,正确的有 (　　)

A. 肿瘤骨是诊断成骨肉瘤最有价值的征象

B. 针状肿瘤骨反映肿瘤恶性程度高

C. 毛玻璃状肿瘤骨反映肿瘤恶性程度低

D. 象牙质样肿瘤骨反映肿瘤骨较成熟,分化好

E. 象牙质样肿瘤骨可出现在软组织肿块中

21. 关于成骨肉瘤的 X 线描述,哪些是错误的 (　　)

A. 骨髓腔内不规则骨质破坏、骨质增生及骨皮质破坏

B. 骨膜增生及骨膜新生骨的破坏

C. 肿瘤骨形成及软组织肿块

D. 肿瘤扩展可因骨骺软骨和关节软骨的阻挡而不侵犯关节

E. 骨质破坏区与正常骨之间分界清楚

22. 关于成骨肉瘤象牙质样肿瘤骨的论述,正确的包括 (　　)

A. 呈片状、团块状密度增高影,无骨小梁结构

B. 呈均匀性、边缘模糊、毛玻璃状密度增高影

C. 反映肿瘤生长活跃,恶性程度高

D. 反映肿瘤骨较成熟,分化好

E. 恶性程度较低

23. 成骨肉瘤通常 X 线所见包括 (　　)

A. 肿瘤骨   B. 囊状膨胀性破坏   C. 软组织肿块

D. 骨膜反应性增生   E. 瘤软骨钙化

24. 中心型软骨肉瘤 X 线征象包括 (　　)

A. 干骺端髓腔内单房或多房状边缘不规则骨质破坏

B. 层状骨膜增生或出现"袖口征"

C. 砂粒状钙化

D. 边缘模糊的软组织肿块

E. 骨皮质膨胀、增厚

25. 下列哪些肿瘤可恶变为继发性软骨肉瘤 (　　)

A. 内生软骨瘤   B. 骨软骨瘤   C. 骨样骨瘤

D. 外生软骨瘤   E. 软骨黏液样纤维瘤

26. 中央型纤维肉瘤常可见的 X 线征象包括 (　　)

    A. 肿瘤骨   B. 溶骨性破坏   C. 钙化

    D. 软组织肿块   E. 骨膜反应

27. 骨淋巴瘤的 X 线表现中，正确的有（　　　）

    A. 骨干及干骺端广泛虫蚀状溶骨性破坏

    B. 骨质破坏以髓腔为主，皮质破坏轻微

    C. 软组织肿块

    D. 可见肿瘤骨

    E. 无或轻微骨膜反应

28. 符合骨髓瘤临床表现的包括（　　　）

    A. 多发于 40 岁以上中老年男性

    B. 全身骨痛

    C. 进行性贫血

    D. 血清白蛋白与球蛋白比例倒置

    E. 血清碱性磷酸酶增高

29. 骨髓瘤的骨质破坏可表现为（　　　）

    A. 穿凿样骨质破坏   B. 鼠咬状骨质破坏   C. 筛孔状骨质破坏

    D. 虫蚀状骨质破坏   E. 蜂窝状骨质破坏

30. 骨髓瘤的 X 线表现特点，下述哪些为正确（　　　）

    A. 常累及含红骨髓的骨骼

    B. 病灶常多发

    C. 通常有广泛骨质疏松

    D. 骨质破坏呈穿凿样、鼠咬状等多种形态

    E. 常伴有骨膜增生反应

31. 原发于骨组织的肿瘤为（　　　）

    A. 成骨肉瘤   B. 骨巨细胞瘤   C. 骨软骨瘤

    D. 尤文肉瘤   E. 滑膜肉瘤

32. 脊索瘤多见的部位包括（　　　）

    A. 颅底   B. 骶尾椎   C. 颈椎

    D. 胸椎   E. 腰椎

33. 溶骨型骨转移瘤的 CT 所见包括（　　　）

    A. 骨质破坏缺损区呈低密度，边缘相对清楚

    B. 病灶周围常见硬化边缘

    C. 局部可见软组织肿块

D. 未见骨膜反应

E. 常可见钙化

34. 下述哪些肿瘤容易发生骨转移（　　）

 A. 肺癌　　　　　　　　　B. 前列腺癌　　　　　　　C. 甲状腺癌

 D. 食管癌　　　　　　　　E. 膀胱癌

35. 溶骨性转移多见于（　　）

 A. 宫颈癌　　　　　　　　B. 鼻咽癌　　　　　　　　C. 甲状腺癌

 D. 肾癌　　　　　　　　　E. 前列腺癌

36. 骨转移瘤的好发部位包括（　　）

 A. 颈椎、腰椎　　　　　　B. 髂骨、耻骨　　　　　　C. 桡骨、跟骨

 D. 颅骨、肋骨　　　　　　E. 股骨、肱骨

37. 成骨型骨转移瘤的 X 线所见，正确的有（　　）

 A. 多累及脊椎和骨盆

 B. 病变常多发，并可融合成片

 C. 呈小结节状或棉球状致密影

 D. 骨外形多无改变

 E. 容易发生病理性骨折

38. 符合前列腺癌骨转移化验结果的有（　　）

 A. 碱性磷酸酶增高　　　　B. 酸性磷酸酶增高　　　　C. 碱性磷酸酶正常

 D. 碱性磷酸酶降低　　　　E. 酸性磷酸酶降低

39. 畸形性骨炎可恶变为（　　）

 A. 骨肉瘤　　　　　　　　B. 骨纤维肉瘤　　　　　　C. 骨淋巴瘤

 D. 软骨肉瘤　　　　　　　E. 尤文肉瘤

40. 下列恶性肿瘤中不常出现骨膜反应的有哪些（　　）

 A. 成骨肉瘤　　　　　　　B. 骨纤维肉瘤　　　　　　C. 尤文肉瘤

 D. 骨淋巴瘤　　　　　　　E. 骨髓瘤

41. 下列哪些肿瘤的 CT 表现可显示肿瘤基质钙化（　　）

 A. 成骨肉瘤　　　　　　　B. 软骨肉瘤　　　　　　　C. 骨巨细胞瘤

 D. 软骨瘤　　　　　　　　E. 骨母细胞瘤

42. 下列哪些疾病 MRI 扫描可见到液 – 液平面（　　）

 A. 孤立性骨囊肿　　　　　B. 动脉瘤样骨囊肿　　　　C. 骨巨细胞瘤

 D. 骨肉瘤　　　　　　　　E. 多发性骨髓瘤

43. 孤立性骨囊肿的 MRI 表现特点，哪些是正确的（　　）

    A. T_1WI 呈均匀低信号

    B. T_2WI 呈明亮高信号

    C. 合并出血，T_1WI 呈高信号

    D. T_2WI 呈中等信号

    E. 病变边界较光整

44. 下列哪些符合骨纤维异常增殖症的 X 线改变（   ）

    A. 单囊或多囊骨质破坏透亮区

    B. 髓腔密度呈磨砂玻璃样改变

    C. 颅骨以囊状改变为主

    D. 骨性狮面

    E. 胫骨囊状病变周围可见骨质硬化

45. 骨纤维异常增殖症骨骼改变的特点，哪些是正确的（   ）

    A. 扁平骨以囊状为主

    B. 管状骨以磨砂玻璃样为主

    C. 颅骨以硬化型为主

    D. 丝瓜瓤状改变常见于肋骨、股骨和肱骨

    E. 髂骨及股骨粗隆部以单囊改变为主

六、问答题

1. 如何对良、恶性骨肿瘤进行影像学鉴别？

2. 骨肉瘤的 X 线表现包括哪些？

3. 动脉瘤样骨囊肿影像学表现包括哪些？

4. 软骨肉瘤有何影像学表现？

5. 畸形性骨炎有哪些影像学表现？

答案部分

一、名词解释

1. 凡起源于骨骼各种组织成分的细胞，异常且无限制地生长所形成的新生物，不论是原发抑或继发，都称之为骨肿瘤。

2. 是指临床、病理和影像学表现上与骨肿瘤相似而并非真性肿瘤，但具有骨肿瘤某些特征如复发和恶变的一类疾病。

3. 为肿瘤细胞形成的新生骨质，X 线影像学表现为数量不等、形态多样、密度不均、排列紊乱的致密影。

4. 是肿瘤生长突破骨皮质时，其附近的骨膜增生特别迅速，局部被肿瘤顶起，从而呈三角形，肿瘤向外突破时，三角形的骨膜底部被肿瘤破坏，显示为底部边缘模糊的"袖口征"，称 Codman 三角。

5. 孤立性骨囊肿发生时，较薄的骨皮质碎片落入骨囊肿内，称之为骨片陷落征。

6. 多发性内生软骨瘤合并软组织血管瘤时称为 Maffucci 综合征。

7. 为骨样骨瘤的特征性征象，表现为直径不超过 2cm 的圆形或卵圆形低密度区，其内可无钙化、部分钙化或中心部钙化，周围有不同程度的反应性骨硬化。

8. 骨纤维异常增殖症合并皮肤色素沉着和性早熟，称为 Albright 综合征。

二、填空题

1. 疼痛　局部肿块　功能障碍

2. 囊性　膨胀性　浸润性

3. 瘤巢　周围骨质增生硬化

4. 棉絮样瘤骨　象牙质样瘤骨　放射性针状瘤骨　骨皮质硬化

5. 筛孔样　虫蚀状　大片状溶解性

6. 致密　松质　混合

7. 海绵状　毛细血管

8. 分房型　溶骨型

9. 囊状膨胀性改变　毛玻璃样改变　丝瓜瓤状改变　虫蚀样改变

10. 成骨　溶骨　混合

11. 中央型　周围型

12. 直接蔓延　血行转移　淋巴转移

三、是非判断题

1. √　2. ×　3. ×　4. √　5. ×　6. √　7. ×

四、单项选择题

1. C 2. E 3. D 4. C 5. A 6. C 7. D 8. A 9. D 10. E 11. C 12. D 13. D

14. A 15. D 16. E 17. D 18. E 19. D 20. A 21. D 22. B 23. B 24. B

25. C 26. A 27. B 28. E 29. A 30. B 31. B 32. C 33. D 34. D 35. A

36. D 37. C 38. D 39. E 40. B 41. A 42. B 43. E 44. A 45. D 46. B

47. E 48. D 49. D 50. D 51. D 52. C 53. C 54. C 55. C 56. A 57. C

58. E 59. A 60. C 61. E 62. B 63. C 64. C 65. C 66. D 67. A 68. C

69. C 70. E 71. C 72. B 73. A 74. A 75. D 76. D 77. B 78. D 79. E

80. D 81. D 82. C 83. D 84. E 85. C 86. C 87. C 88. B 89. D 90. C

91. D 92. D 93. C 94. E 95. E 96. C 97. D 98. B 99. E 100. C 101. E

102. B 103. C 104. E 105. A 106. E 107. E 108. B 109. C 110. D 111. C

112. B 113. A 114. B 115. D 116. A 117. B 118. A 119. D 120. C 121. E

122. C 123. C 124. C 125. C 126. D 127. E 128. D 129. A

五、多项选择题

1. ACDE 2. ABCDE 3. ACE 4. AC 5. ABCDE 6. ABCDE 7. ABDE 8. ABCDE

9. ACD 10. ABCDE 11. ABCDE 12. ABD 13. ABD 14. ABCD 15. ABCDE

16. ABCD 17. ABC 18. ABCE 19. BCDE 20. ABDE 21. DE 22. ADE

23. ACDE 24. ABDE 25. ABD 26. BD 27. ABCE 28. ABCD 29. ABE

30. ABCD 31. ABCD 32. AB 33. AC 34. ABCE 35. ACD 36. ABDE 37. ABCD

38. AB 39. ABC 40. DE 41. ABDE 42. ABC 43. ABCE 44. ABDE 45. ABCD

六、问答题

1. 答：（1）良性骨肿瘤形态规则，恶性骨肿瘤形态不规则。（2）良性骨肿瘤边缘清楚，恶性骨肿瘤边缘不清楚且呈浸润现象。（3）良性骨肿瘤骨皮质一般保持完整，恶性骨肿瘤骨皮质早期即可被累及破坏。（4）良性骨肿瘤一般无骨膜反应，恶性骨肿瘤有骨膜反应。（5）良性骨肿瘤周围软组织无肿块形成，恶性骨肿瘤周围软组织有肿块形成。（6）良性骨肿瘤生长缓慢，不会发生转移；恶性骨肿瘤生长迅速，可发生转移。

2. 答：骨肉瘤的基本 X 线表现有以下几点：（1）肿瘤骨，是诊断骨肉瘤的重要征象，表现为毛玻璃状肿瘤骨、斑片状象牙质样肿瘤骨和针状肿瘤骨。（2）骨质破坏，是肿瘤组织破坏正常骨质及破坏肿瘤骨的征象，依其发展程度不同可表现为筛孔状骨质破坏、虫蚀状骨质破坏及大片状溶骨性破坏。（3）骨膜反应增生，可表现为平行线状、分层状及"袖口征"样骨膜反应。（4）软组织肿块，是肿瘤向外突破至软组织所形成，呈局限性，边缘清楚，有时伴有软组织水肿的弥漫性肿胀，其密度较周围软组织高；肿块内有时可见肿瘤骨形成。（5）瘤软骨钙化，表现为肿瘤内小环形钙化，可融合成团。（6）软骨破坏，肿瘤发展可侵犯骨骺板及关节软骨；X线可见先期钙化带消失，骨骺骨质破坏及有肿瘤骨形成。（7）并发症，常于破坏区发生病理性骨折，晚期发生血行转移。

3. 答：（1）X线表现：好发于长骨干骺端，按病变位置可分为中心型、偏心型和骨旁型。①中心型：病变位于骨中央，向四周呈对称性膨胀，骨皮质变薄，病灶内出现粗细不等的骨小梁分隔，呈皂泡状、蜂窝状，无骨膜反应；②偏心型：病变位于骨一侧，向外膨出，如气球样改变；③骨旁型：病变位于骨外，骨壳完整或断续，邻近骨皮质有压迫吸收，发生于脊椎者，也有长骨病变的特点，当发生于压缩性骨折后则失去其特点，如同时发生附件膨胀性病变则有助于诊断。（2）CT表现：病变多呈囊状膨胀性骨破坏，骨壳菲薄，破坏区内一般可见多个含液囊腔，液体含血液成分者可呈高密度，并可见液－液平面；囊间隔为软组织密度，钙化和（或）骨化增强后囊间隔明显强化。（3）MRI表现：骨膨胀性病灶内出现液－液平面；T_2WI中上层一般为高信号，可能为浆液或高铁血红蛋白，其下层为低信号；增强后囊内间隔明显强化。

4. 答：（1）X线表现：主要表现为髓腔内膨胀性斑片状、囊状溶骨性破坏，常伴有特征性的环状、半环状或弧形钙化或骨化，骨皮质增厚，内缘骨吸收呈"扇贝样"改变；骨膜增生一般较轻，偶见皮质旁针状骨；晚期骨皮质穿破形成软组织肿块，其中可夹杂不规则钙化。边缘型则为骨皮质旁软组织肿块，其中可见散在斑块状肿瘤骨。继发性软骨肉瘤继发于骨软骨瘤，表现为在原有良性病变的基础上出现骨帽增厚和不规则钙化，以及周围出现软组织肿块。（2）CT表现：与X线表现相似，对瘤软骨的钙化和骨化显示较X线和MRI更敏感，增强扫描病变区呈轻到中度强化。（3）MRI表现：多表现为T_1WI分叶状不均匀等或低信号，而T_2WI呈不均匀的高信号；瘤软骨钙化后T_1WI、T_2WI均呈低信号。较大肿瘤可见坏死、囊变，增强扫描病变实质内可有环状、弓形或分隔状强化，且尤以软组织肿块周边部强化明显。

5. 答：（1）X线表现：①早期病变区骨质疏松、骨质松化、骨骼弯曲变形、骨质破坏；②进展期表现为骨质致密硬化，新生骨形成，骨皮质与松质骨不规则增厚，皮质与骨髓腔界限消失；③晚期出现受累骨骼膨胀增粗和畸形，可致病理性骨折。（2）CT表现：骨皮质松化、骨膨大、骨骼变形等表现与X线相仿。典型表现为骨皮质松化的间隙、松质骨内扩大的窦隙及髓腔内可测得脂肪密度，即"脂肪填充征"。（3）MRI表现：T_1WI上患骨内低信号的粗大、紊乱骨小梁结构在高信号的骨髓组织内纵横交错，紊乱排列的骨小梁呈"朽木纹理"样改变，称为"朽木征"。当病变属于以骨质修复为主的硬化型时，患骨可呈广泛性长T_1、长T_2的信号特点。

第八章 骨缺血性坏死与骨梗死

习题部分

一、名词解释

1. 骨缺血性坏死
2. Scheuermann 病
3. Konig 病
4. Osgood – Schlatter 病
5. 新月征
6. 骨梗死

二、填空题

1. 与骨缺血性坏死相同的名称有_____、_____、_____等。

2. 股骨头缺血性坏死病理上自坏死中心部位到正常活性骨质区域可分为四个带：_____、_____、_____及_____。

3. 与股骨头缺血性坏死常见的原因为_____、_____以及_____等。

4. 股骨头缺血性坏死应与_____、_____及_____鉴别。

5. 椎体骺板缺血性坏死又称为_____、_____、_____。

6. 股骨头早期坏死 T_2WI 上可出现"双边征"，表现为两条并行迂曲的"内高外低"信号带，内侧高信号带代表_____，外侧低信号带代表_____。

三、是非判断题

1. 股骨头骨骺缺血性坏死大多数为双侧发病。（　　）

2. MRI 为早期诊断股骨头缺血性坏死最敏感的方法。（　　）

3. Kienbock 病是指腕月骨的缺血性坏死。（　　）

4. 跟骨粗隆骨骺密度增高即可诊断为缺血性坏死。（　　）

5. 剥脱性骨软骨炎是发生于关节软骨真正的炎症性疾病。（　　）

6. X 线平片显示胫骨结节骨骺密度增高，无需结合临床表现即可诊断为缺血性坏死。（　　）

7. 胫骨结节缺血性坏死有自愈倾向，自愈周期一般约需 2 年。

四、单项选择题（在备选答案中选择1个最佳答案，并把标号写在题后的括号内）

1. 股骨头骨骺缺血性坏死早期有诊断意义的X线征象是（　　）

    A. 骨骺形态变小　　　　　B. 骨骺密度均匀性增高　　　C. 髋关节间隙变窄

    D. 先期钙化带不规则　　　E. 软骨下半月形透亮区

2. 股骨头骨骺缺血性坏死X线表现中，错误的一项是（　　）

    A. 股骨头骨骺节裂

    B. 髋臼缘骨质破坏

    C. 股骨头骨骺形态变小

    D. 髋关节间隙正常或增宽

    E. 头 – 骺密度增高

3. 不符合股骨头骨骺缺血性坏死临床表现的是（　　）

    A. 大多数为单侧发病，同时双侧发病者少见

    B. 男性较女性多发，约4～5倍

    C. 发病与外伤有关

    D. 早期有关节疼痛和跛行

    E. 中晚期患肢缩短，呈轻度屈曲、内收畸形

4. 下列哪种疾病可发生股骨头缺血性坏死（　　）

    A. 镰状细胞贫血　　　　　B. 高血压病　　　　　C. 高脂血症

    D. 糖尿病　　　　　　　　E. 佝偻病

5. 骨软骨炎最常发生的部位是（　　）

    A. 股骨头骨骺　　　　　　B. 胫骨结节骨骺　　　　C. 肱骨头骨骺

    D. 跟骨粗隆骨骺　　　　　E. 椎体骺板

6. 下述哪一项提示有Scheuermann病（　　）

    A. 颈椎多见

    B. 成人女性患者

    C. 有嗜酒史

    D. 椎体骨骺出现延迟、骨质疏松及形态不规则

    E. 椎体双凹变形

7. 有关椎体骺板缺血性坏死的描述，哪项不妥（　　）

    A. 也称Scheuermann病

    B. 多为一个椎体受累

    C. 椎体楔形变，其上、下缘呈阶梯状

    D. 脊柱呈圆驼状后凸

E. Schmorl 结节形成

8. 成人股骨头缺血性坏死股骨头塌陷的 X 线表现，哪项除外（　　）

    A. 皮质成角征　　　　　　B. 双边征　　　　　　C. 裂隙征

    D. 台阶征　　　　　　　　E. 炸面包圈征

9. 有关胫骨结节缺血性坏死的描述，错误的是（　　）

    A. 也称为 Osgood – Schlatter 病

    B. 多为双侧发病

    C. 好发于 10 ~ 15 岁男孩

    D. 膝部 X 线侧位片观察最佳

    E. 早期 X 线改变主要为髌韧带肥厚

10. 腕月骨缺血性坏死 X 线所见哪项有误（　　）

    A. 月骨密度均匀增高

    B. 出现裂隙征或囊性透亮区

    C. 半月状月骨压缩，体积变小

    D. 月骨周围软组织显著肿胀

    E. 继发退行性骨关节病

11. 下列疾病中，哪一种不属于骨软骨炎（　　）

    A. Perthes 病　　　　　　B. Scheuermann 病　　　　　　C. Calve 病

    D. Pott 病　　　　　　　　E. Konig 病

12. 以下为腕月骨缺血性坏死 X 线表现的描述，哪项应除外（　　）

    A. 出现临床症状即可发现坏死征象

    B. 典型改变为腕月骨密度增高伴小囊变

    C. 晚期腕月骨变扁，可有碎裂

    D. 周围腕骨可伴有骨质疏松

    E. 晚期可出现骨性关节炎改变

13. 有关椎体骺板缺血性坏死的论述，哪项不正确（　　）

    A. 好发于 10 ~ 18 岁年龄段

    B. 多见于腰椎，其次是胸椎

    C. 多发生于从事体力劳动且身材瘦长的男性少年

    D. 多因驼背畸形就诊

    E. 受累脊柱的棘突有压痛和叩击痛

14. 关于椎体骺板缺血性坏死的 X 线表现，不正确的是（　　）

    A. 椎体骨骺出现迟缓

B. 椎体骨骺密度增高、形态不规则

C. 脊柱呈圆驼状后凸

D. 椎体相邻面常可见 Schmorl 结节

E. 椎间隙始终保持正常

15. 关于跟骨骨软骨炎的说法，错误的是（　　　）

A. 是指跟骨结节骨骺因外伤而产生的缺血性坏死

B. 双侧发病多见

C. 好发于 8 ~ 12 岁儿童

D. 多数患者主诉有足跟疼痛

E. 跟骨结节密度增高即可诊断为本病

16. 关于骨梗死的影像学表现，哪项不妥（　　　）

A. 早期 X 线平片无异常发现

B. 条带状、斑块状高密度影为典型 X 线表现

C. 常伴有骨膜反应

D. CT 能更好显示骨质密度的变化

E. MRI 早期即可发现异常信号改变

17. 有关骨梗死的说法，哪项有误（　　　）

A. 常见于减压病

B. 可发生于任何年龄，以 20 ~ 60 岁多见

C. 好发于股骨与胫、腓骨骨干

D. 常双侧发病

E. 有自愈倾向

18. 关于剥脱性骨软骨炎，下述哪项不恰当（　　　）

A. 是一种真正的炎症性疾病

B. 大多与外伤有关

C. 常累及身体负重较多部位

D. 临床常偶然发现

E. 可继发退行性骨关节病

19. 剥脱性骨软骨炎的好发部位是（　　　）

A. 股骨内侧髁　　　　　B. 股骨头　　　　　　　C. 髌骨

D. 肱骨小头　　　　　　E. 跟骨

20. 剥脱性骨软骨炎的诊断要点，哪项不对（　　　）

A. 多发于青年男性

B. 通常单侧发病

C. 关节内可见游离体

D. 骨性游离体可完全被吸收

E. X线平片仅显示部分游离体

21. 男，49岁，右髋关节疼痛伴跛行8个月余。检查：右髋关节轻压痛，外展与内旋活动受限，"4"字征阳性。X线摄片如图8－1所示，最可能的诊断为（　　）

A. 股骨头结核

B. 股骨头缺血性坏死

C. 右髋化脓性关节炎

D. 右髋退行性骨关节病

E. 右髋色素沉着绒毛结节性滑膜炎

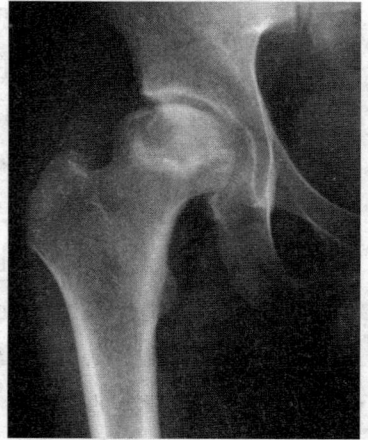

图 8－1

22. 女，15岁，腰背部反复发作疼痛1年，无下肢放射痛。腰椎X线摄片如图8－2所示，诊断应考虑为（　　）

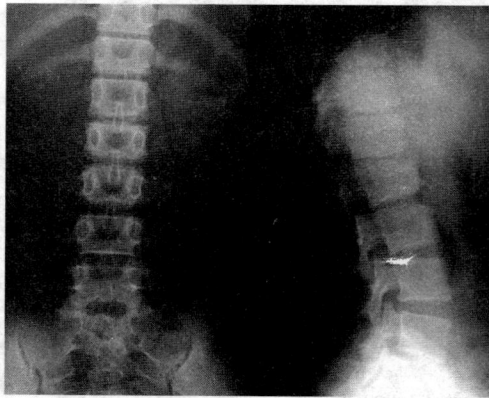

图 8－2

A. 腰椎结核　　　　　B. 椎体骺板缺血性坏死　　　C. 化脓性椎间盘炎

D. 椎体缺血性坏死　　E. 化脓性脊椎炎

23. 早期诊断股骨头缺血性坏死最有价值的CT征象是（　　）

A. 髋关节间隙正常

B. 股骨头形态和轮廓无改变

C. 股骨头"蘑菇状"变形，股骨颈短缩

D. 股骨头"星芒征"变形或消失

E. 髋臼边缘增生

24. 早期诊断股骨头缺血性坏死的首选检查方法为（　　）

    A. CT 平扫　　　　　　B. CT 增强　　　　　　C. CT 平扫＋增强

    D. MRI　　　　　　　E. X 线平片

25. 早期股骨头缺血性坏死的 MRI 特征表现是（　　）

    A. "半月征"　　　　　B. "双线征"　　　　　C. "裂隙征"

    D. "牛眼征"　　　　　E. "哑铃征"

26. 股骨头缺血性坏死的 "双线征" 是指（　　）

    A. T_2WI 时，内侧高信号、外侧低信号的两条平行线

    B. T_1WI 时，内侧高信号、外侧低信号的两条平行线

    C. T_2WI 时，外侧高信号、内侧低信号的两条平行线

    D. T_1WI 时，两条并行的高信号带

    E. T_2WI 时，两条并行的高信号带

27. 男，55 岁，双髋部疼痛 3 个月。CT 示双侧股骨头塌陷变形，股骨头骨小梁密度增高。最可能的诊断是（　　）

    A. 股骨头缺血性坏死　　B. 化脓性髋关节炎　　C. 髋关节结核

    D. 类风湿关节炎　　　　E. 强直性脊柱炎

五、多项选择题（在备选答案中有 2～5 个是正确的，将其全部选出并把标号写在题后的括号内，错选或漏选不给分）

1. 早期股骨头骨骺缺血性坏死 X 线征象包括（　　）

    A. 股骨头骨骺变小

    B. 股骨头骺软骨板不规整

    C. 软骨下 "半月征"

    D. 骨骺密度均匀性增高

    E. 关节间隙变窄

2. 符合股骨头骨骺缺血性坏死愈合期的 X 线表现有（　　）

    A. 股骨头骨骺坏死吸收、节裂消失

    B. 骨骺外形呈 "蘑菇状" 外观

    C. 股骨头骨骺软骨下半月形透亮区

    D. 髋臼增宽、密度变浅

    E. 继发退行性骨关节病

3. 椎体骺板骨软骨炎的 X 线表现有（　　）

    A. 椎体骨骺出现迟缓并骨质疏松，分节或密度增高

B. 正常骺板与椎体间的透明线不规则增宽

C. 椎体呈前宽后窄的楔状变形，椎体前部上、下缘阶梯样改变

D. 脊柱失去正常生理顺列，呈圆驼状后凸

E. 椎体塌陷变扁，前后径变长呈钱币样

4. 椎体骺板缺血性坏死的别称有（　　　）

A. 青年驼背症　　　　　　B. 椎体骺板骨软骨炎　　　　C. Calve 病

D. Scheuermann 病　　　　E. 扁平椎

5. 胫骨结节骨软骨炎 X 线表现中，哪些是正确的（　　　）

A. 髌韧带肥厚，髌下囊肿胀

B. 髌韧带中见游离钙化及骨化影

C. 胫骨结节舌状骨骺密度增高，伴有节裂

D. 胫骨上端骨骺呈舌状隆突和不规则增大

E. 胫骨结节干骺端骨质缺损

6. 有关腕月骨缺血性坏死的正确描述包括（　　　）

A. 多为右手腕发病

B. 主要是成年女性发病，小儿少见

C. 典型 X 线表现为月骨密度增高，并有裂隙征或囊性透亮区

D. 诊断时需应与二分舟骨鉴别

E. 月骨压缩变形修复后可完全恢复正常形态

7. 引起成人双侧股骨头缺血性坏死的常见原因包括（　　　）

A. 外伤　　　　　　　　　B. 皮质类固醇激素治疗　　　　C. 酒精中毒

D. 减压病　　　　　　　　E. 缺铁性贫血

8. 指出下列有关骨软骨缺血性坏死命名组合正确者（　　　）

A. 股骨头骨骺缺血性坏死—Legg – Perthes 病

B. 椎体骺板缺血性坏死—Calve 病

C. 椎体缺血性坏死—Scheuermann 病

D. 胫骨结节缺血性坏死—Osgood – Schlatter 病

E. 腕月骨缺血性坏死—Kienbböck 病

9. 剥脱性骨软骨炎的 X 线征象包括（　　　）

A. 一个或多个圆形高密度小骨块，周围伴透明环状影

B. 骨性关节面可见透亮缺损区

C. 关节腔可见游离体

D. 关节囊肿胀膨隆

E. 关节脱位

10. 符合骨梗死 MRI 表现的有 （　　　）

A. 早期梗死灶中央区呈斑点状 T_1WI 略低信号、T_2WI 略高信号

B. 骨梗死灶边缘水肿呈迂曲的线带样长 T_1、长 T_2 信号

C. 后期骨梗死灶边缘纤维化或钙化呈线带样长 T_1、短 T_2 信号

D. 关节面下骨梗死可造成骨质破坏

E. 骨外形结构一般无明显改变，周围软组织一般不肿胀

11. 股骨头缺血性坏死的 CT 表现为 （　　　）

A. "星芒征"消失　　　B. 点片状密度增高影　　　C. 关节面塌陷

D. "双边征"　　　E. 股骨头碎裂

12. 关于股骨头缺血性坏死 MRI 显示的"双线征"描述，哪些不正确 （　　　）

A. 在质子密度加权像显示最好

B. 在 T_2 加权像显示最好

C. 条状高信号代表反应性硬化

D. 条状低信号代表充血的肉芽组织

E. 在 T_1 加权像显示最好

六、问答题

1. 简述股骨头缺血性坏死 MRI 检查的优势及其表现。

2. 简述椎体骺板缺血性坏死的 X 线表现。

3. 剥脱性骨软骨炎有何 X 线表现？

4. 骨梗死有何典型影像学表现？

答案部分

一、名词解释

1. 是由于血液供应受阻而导致的骨组织死亡及其后续的反应性改变，多与外伤、酗酒、服用激素、减压病等相关。

2. 指发生于椎体骺板的缺血性坏死。

3. 指剥脱性骨软骨炎，是一种关节软骨和软骨下骨的缺血性坏死。

4. 是因胫骨结节缺血所导致的骨组织死亡及其后续反应性改变。

5. 股骨头缺血性坏死 X 线表现为在关节面下方出现方弧形的低密度带，即"新月征"，由股骨头软骨下微骨折所致，是诊断股骨头缺血性坏死的重要征象。

6. 是指发生于骨干和干骺端的骨细胞及骨髓细胞因缺血而引起的骨组织坏死。

二、填空题

1. 骨无菌性坏死　骨软骨炎　骨软骨病

2. 细胞坏死带　缺血损伤带　充血反应修复带　正常组织

3. 外伤　长期皮质类固醇激素治疗　酗酒

4. 退行性骨关节病　暂时性骨质疏松　髋关节结核

5. 椎体骺板骨软骨炎　Scheuermann 病　青年驼背症

6. 充血和（或）新生肉芽组织　反应性硬化边缘

三、是非判断题

1. ×　2. √　3. √　4. ×　5. ×　6. ×　7. √

四、单项选择题

1. B　2. B　3. D　4. A　5. A　6. D　7. B　8. E　9. B　10. D　11. D　12. A

13. B　14. E　15. E　16. C　17. E　18. A　19. A　20. D　21. B　22. B　23. D

24. D　25. B　26. A　27. A

五、多项选择题

1. ABCD　2. ABDE　3. ABCD　4. ABD　5. ABCDE　6. ACD　7. BE

8. ADE　9. ABC　10. ABCDE　11. ABCDE　12. ACDE

六、问答题

1. 答：MRI 敏感性优于 CT 及 X 线检查，能在骨质塌陷及修复以前反映出骨髓细胞的变化，应作为早期诊断股骨头缺血性坏死的主要检查手段。（1）Ⅰ期：为早期改变，表现为股骨头骨髓水肿，可见 T_1WI 为低信号，T_2WI 和敏感 STIR 序列为高信号。（2）Ⅱ

期：股骨头不变形，关节间隙正常，股骨头负重区显示局限性斑点状、小囊状或线样低信号，T_2WI 上出现双线征，即内侧为线状高信号，代表充血和（或）新生肉芽组织；外侧为线样低信号，代表反应性硬化边缘。（3）Ⅲ期：股骨头变形，软骨下骨折、塌陷，关节间隙正常，T_1WI 呈带状低信号；T_2WI 呈高低不等的混杂信号，为关节积液进入软骨下骨折线的裂隙；（4）Ⅳ期：关节软骨被完全破坏，关节间隙变窄，股骨头显著塌陷变形，髋臼出现硬化、囊性变及边缘骨赘等非特异性继发性骨关节炎病变。

2. 答：（1）椎体骨骺出现迟缓并呈现骨质疏松、分节或密度增高，轮廓不清，形态不规则。（2）正常骺板与椎体间的透明线不规则增宽。（3）椎体呈前宽后窄的楔状变形，椎体前部上、下缘常呈阶梯状改变，脊柱呈典型的圆驼状后凸，也可出现侧弯椎体相邻面 Schmorl 结节。（4）椎间隙逐渐变窄。

3. 答：典型表现为一个或多个圆形、卵圆形高密度骨块，边缘锐利，周围环绕有透明环，位于相应的骨性凹陷窝内，陷窝周边可见明显硬化边缘；完全剥脱并移位者可见骨性关节面的透亮缺损区，若游离体呈软骨性则 X 线无法显示。

4. 答：（1）X 线表现：①囊状、分叶状透光区；②绒毛状骨纹理；③硬化斑块影、条带状钙化或骨化影；④骨内膜钙化或骨化；⑤骨外膜增生；⑥终末期改变。（2）CT 表现：①骨质稀疏逐渐明显，骨髓腔内见片状异常低密度，边界模糊，死骨密度逐渐增高；②晚期病变骨质内出现囊变、坏死、硬化和骨质稀疏共存。（3）MRI 表现：①早期骨梗死灶中央区呈斑点状或斑片状 T_1WI 等信号或略低信号、T_2WI 略高或高信号；②骨梗死灶边缘充血、水肿，表现为迂曲的线带样长 T_1、长 T_2 信号；③后期骨梗死灶边缘纤维化或钙化，表现为迂曲的线带样长 T_1、短 T_2 信号；④关节面下骨梗死，可造成关节面下骨质破坏，并出现关节腔积液；⑤骨外形结构一般无明显改变，周围软组织一般不肿胀。

第九章　慢性骨关节疾病

习题部分

一、名词解释

1. 退行性骨关节病
2. 竹节状脊椎
3. Reiter 综合征
4. Charcot 关节

二、填空题

1. 退行性骨关节病也称_____，其特点为_____及_____。

2. 退行性骨关节病基本病变包括_____、_____、_____、_____、_____和_____。

3. 类风湿关节炎病理上是以_____为特征的慢性全身性自身免疫性疾病。

4. 类风湿关节炎实验室检查较特异的指标是_____，70% ~ 80% 患者呈阳性反应。

5. 强直性脊柱炎是一种自身免疫性疾病，属于_____的一个亚型。

6. 强直性脊柱炎实验室检查大多数患者_____阳性，而_____阴性。

7. 强直性脊柱炎病变最先侵犯_____，为_____受累，向上逐渐扩展至脊柱。

8. 髌股关节对合异常包括_____、_____先天发育异常，造成膝关节运动过程中关节对合异常，最后继发髌骨－股骨关节退行性变。

9. 滑膜软骨瘤病主要发生于_____，亦可发生于具有滑膜组织的_____和_____。

三、是非判断题

1. 退行性骨关节病多发生于承重关节，通常为多个关节受累。（　　　）

2. 退行性骨关节病特点是关节软骨退行性变及骨增生肥大，但不是真正的炎症病

变。（　　　）

3. 手、足小关节是类风湿关节炎最早、最常受累的部位。（　　　）

4. 牛皮癣性关节炎最常累及手的近侧指间关节。（　　　）

5. 类风湿关节炎病变常对称性地侵犯四肢大关节。（　　　）

6. 致密性骨仅累及髂骨耳状面。（　　　）

7. 神经性关节炎的临床特点是关节严重破坏程度与患者的自觉症状极不相称。（　　　）

8. Charcot 关节患者感觉神经和运动神经同时受到损害。（　　　）

9. CT 是髌股关节对合异常早期诊断首选的检查方法。（　　　）

10. 滑膜骨软骨瘤病变常累及一个关节，其中以髋关节最多见。（　　　）

四、单项选择题（在备选答案中选择 1 个最佳答案，并把标号写在题后的括号内）

1. 关节退行性病变最早开始于（　　　）

　　A. 关节软骨　　　　　　　　B. 关节滑膜　　　　　　　　C. 骨性关节面

　　D. 肌腱附着处　　　　　　　E. 关节囊

2. 关节退行性变的主要病理改变是（　　　）

　　A. 关节滑膜充血、水肿

　　B. 关节囊肥厚

　　C. 骨质肥大

　　D. 关节软骨变性、坏死及溶解

　　E. 关节周围韧带骨化

3. 退行性骨关节病 X 线所见不包括（　　　）

　　A. 骨性关节面硬化，边缘骨赘形成

　　B. 关节间隙不对称狭窄

　　C. 关节软骨下假囊肿

　　D. 关节强直

　　E. 关节半脱位

4. 有关退行性骨关节病的描述，哪项不妥（　　　）

　　A. 又称骨性关节炎或增生性关节炎

　　B. 好发于承重大关节和多动关节

　　C. 退变程度与症状轻重平行

　　D. 多见于中老年

　　E. 通过 X 线检查多数可得到诊断

5. 指出退行性骨关节病 X 线检查的错误所见（　　　）

A. 边缘骨赘形成 　　　　B. 关节间隙不对称狭窄 　　C. 骨桥形成

D. 关节腔游离体 　　　　E. 关节面骨质破坏

6. 下列各项都是退行性骨关节病的基本 X 线征象，除外（　　　）

A. 关节面下假囊肿形成

B. 关节面硬化和变形

C. 关节边缘骨赘及骨桥形成

D. 关节间隙狭窄

E. 关节周围软组织肿胀

7. 退行性骨关节病软骨被侵蚀破坏于 X 线片上表现为（　　　）

A. 关节面增厚硬化 　　　　B. 边缘骨赘形成 　　　　C. 关节间隙狭窄、消失

D. 关节内游离体 　　　　E. 关节面塌陷

8. 关于类风湿关节炎，不正确的是（　　　）

A. 多见于中年女性

B. 对称性梭形软组织肿胀常见于近侧指间关节

C. 对称性梭形软组织肿胀常见于远侧指间关节

D. 早期关节间隙增宽

E. 晚期关节间隙狭窄

9. 髋关节退行性骨关节病错误的描述是（　　　）

A. 骨质增生以髋臼之外上缘及下缘显著

B. 假囊肿仅出现于髋臼顶部

C. 关节间隙不对称狭窄常发生在内侧及上外侧

D. 股骨颈下缘可因增生而加厚

E. 关节可发生半脱位

10. 退行性骨关节病的影像学表现，不妥的一项是（　　　）

A. 关节间隙变窄

B. 关节软骨下骨内囊变

C. 骨端边缘骨赘形成

D. CT 对结构复杂的病变能清楚显示

E. MRI 上骨质硬化在 T_1WI 呈低信号，T_2WI 呈高信号

11. 有关膝关节退行性骨关节病的描述，不妥的是（　　　）

A. 膝关节面硬化，并见边缘骨赘形成

B. 胫骨髁间隆突增生变尖

C. 常出现关节面吸收破坏

D. 关节间隙不对称狭窄

E. 晚期关节内可见游离体

12. 指间关节退行性骨关节病 X 线所见错误的是 （　　　）

    A. 常发生于远端指间关节　　B. 关节间隙狭窄　　　　C. 边缘骨刺形成

    D. Heberden 结节　　　　　E. 关节边缘骨质吸收糜烂

13. 下列哪项不符合退行性骨关节病的发病特点 （　　　）

    A. 好发于中老年人

    B. 发病缓慢，症状随年龄老化而逐渐加重

    C. 主要症状是关节活动不灵便及疼痛

    D. 常多个关节同时受累

    E. 好发于髋、膝、指间关节及脊柱

14. 类风湿关节炎病变初期主要发生在 （　　　）

    A. 关节软骨　　　　　　　B. 滑膜组织　　　　　　C. 软骨下骨质

    D. 关节韧带　　　　　　　E. 关节盘

15. 类风湿关节炎的 X 线表现，哪项不正确 （　　　）

    A. 关节肿胀　　　　　　　B. 骨质疏松　　　　　　C. 骨性强直

    D. 关节间隙狭窄　　　　　E. 皮下组织钙化

16. 下列关于类风湿关节炎叙述中正确的是 （　　　）

    A. 血清类风湿因子80% 阴性

    B. 男性发病为女性的 2～3 倍

    C. 骨膜反应见于早期

    D. 多侵犯四肢小关节，且有对称、多发的特点

    E. 基本病理改变见于关节软骨

17. 类风湿关节炎 X 线改变通常出现于发病后 （　　　）

    A. 1 个月　　　　　　　　B. 2 个月　　　　　　　C. 3 个月

    D. 半年　　　　　　　　　E. 1 年

18. 类风湿关节炎最常累及的关节是 （　　　）

    A. 近侧指间关节　　　　　B. 远侧指间关节　　　　C. 腕关节

    D. 肘关节　　　　　　　　E. 髋关节

19. 类风湿关节炎少有的表现是 （　　　）

    A. 骨质疏松

    B. 关节强直

    C. 关节半脱位

D. 关节周围软组织出现钙化

E. 侵蚀性骨质破坏

20. 下列哪项为类风湿关节炎的病理特征（　　　）

　　A. 滑膜充血、粗糙并有纤维素性渗出物

　　B. 滑膜充血，表面由干酪样坏死物覆盖

　　C. 滑膜增厚，表面血管翳形成并侵蚀关节软骨

　　D. 软骨面不光滑、变脆及变薄

　　E. 关节软骨碎裂，关节腔内形成游离体

21. 指间关节脱位且手指向尺侧偏斜畸形，此改变见于（　　　）

　　A. 类风湿关节炎　　　　B. 退行性骨关节病　　　　C. 化脓性关节炎

　　D. 结核性关节炎　　　　E. 痛风性关节炎

22. 类风湿关节炎的好发年龄是（　　　）

　　A. 10 岁以下　　　　B. 10 ~ 25 岁　　　　C. 25 ~ 50 岁

　　D. 50 ~ 60 岁　　　　E. 60 岁以上

23. 类风湿关节炎的 X 线所见不包括（　　　）

　　A. 关节软骨破坏　　　　B. 关节骨性强直　　　　C. 寰 - 枢椎半脱位

　　D. 椎间隙变窄　　　　E. 滑膜囊肿形成

24. 关于类风湿关节炎骨侵蚀的说法，错误的是（　　　）

　　A. 骨侵蚀常表现为关节皮质面和骨皮质的边缘性破坏

　　B. 骨皮质侵蚀发生在小关节者多于大关节

　　C. 手的改变常在第二、三掌骨远端桡侧及近排指节骨远端

　　D. 足的改变在距骨头的内侧缘

　　E. 各个关节皮质面受侵蚀的部位都一致

25. 类风湿关节炎的临床表现不包括（　　　）

　　A. 体重减轻、肌肉酸痛

　　B. 关节棱形肿胀、疼痛、活动受限

　　C. 皮下结节

　　D. HLA - B_{27} 抗原阳性

　　E. 贫血

26. 指出类风湿关节炎 X 线表现错误的一项（　　　）

　　A. 早期关节周围软组织对称性梭形肿胀

　　B. 进展期可见骨侵蚀及假囊肿形成

　　C. 骨侵蚀以手部指骨改变最突出

D. 足的改变在跖骨头的内侧缘

E. 骨膜反应仅限于指骨骨干

27. 下列不符合类风湿关节炎 X 线所见的是（　　）

　　A. 早期关节间隙增宽

　　B. 骨质疏松早期只限于关节邻近骨部

　　C. 进展期骨侵蚀及软骨下假囊肿形成

　　D. 关节脱位以指间关节、掌指关节和肘关节为著

　　E. 早期即可见层状骨膜增生

28. 下述强直性脊柱炎 X 线表现中哪项正确（　　）

　　A. 椎间盘纤维环及椎旁韧带广泛钙化及骨化

　　B. 椎体及椎弓少有骨破坏

　　C. 椎体可有楔形变

　　D. 椎间小关节不形成骨性强直

　　E. 寰齿间隙对称，无改变

29. 指出强直性脊柱炎 X 线表现中正确的一项（　　）

　　A. 病变主要见于手、足小关节

　　B. 骶髂关节晚期累及，常为一侧

　　C. 脊柱病变多见于颈椎，胸、腰椎少见

　　D. 脊柱呈竹节样改变

　　E. 椎体呈双凹变形，并可见 Schmorl 结节

30. 下列哪项不是强直性脊柱炎骶髂关节改变的临床特征（　　）

　　A. 80% 以上病例为双侧对称性侵犯骶髂关节

　　B. 骶髂关节改变多由上 1/3 开始

　　C. 骨硬化期，关节面骨硬化以髂骨侧显著

　　D. 骶髂关节间隙消失

　　E. 骶骨间韧带可发生钙化及骨化

31. 有关强直性脊柱炎的描述，哪项不正确（　　）

　　A. 多发于 30 岁以下男性

　　B. 有家族发病倾向

　　C. $HLA - B_{27}$ 抗原阳性

　　D. 多数病例对称性侵犯双侧骶髂关节

　　E. 脊柱病变多从颈椎或下胸椎开始

32. 强直性脊柱炎最先侵犯的部位是（　　）

A. 骶髂关节　　　　　B. 髋关节　　　　　C. 颈椎

D. 腰椎　　　　　E. 胸椎

33. 强直性脊柱炎侵犯髋关节的特点，下述哪项不正确（　　）

A. 是四肢大关节中最易侵犯的关节

B. 多为双侧受累

C. 不一定呈双侧对称性

D. 关节间隙狭窄呈一致性

E. 不伴有骨质疏松改变

34. 有关牛皮癣性关节炎的描述，哪项不符合（　　）

A. 多见于 35~45 岁

B. 男性发病约为女性的 2~3 倍

C. 有牛皮癣且反复发作病史

D. 近侧指间关节为好发部位

E. RF 阴性

35. 指出牛皮癣性关节炎 X 线改变错误的一项（　　）

A. 远侧指间关节为好发部位

B. 受累关节软组织呈对称梭形或腊肠样肿胀

C. 多伴有骨质疏松

D. 关节间隙早期增宽，后期可变窄

E. 典型改变为末节指骨基底部盘状变形，远端变尖细

36. 致密性骨炎最好发的部位是（　　）

A. 髂骨　　　　　B. 椎体　　　　　C. 骶骨

D. 耻骨　　　　　E. 跟骨

37. 有关致密性骨炎的描述，哪项不正确（　　）

A. 目前病因尚不明确

B. 多发于 20~25 岁青年

C. 女性发病为男性的 5 倍

D. 最好发的部位是髂骨

E. 多为单侧发病

38. 髂骨致密性骨炎 X 线表现特点何者不正确（　　）

A. 常累及髂骨耳状面

B. 硬化区呈三角形、新月状或梨状

C. 骨质增生硬化呈均匀一致性，骨小梁结构不清

D. 普遍累及骶髂关节

E. 硬化区大小不一，大者可累及耳状面中、下 2/3

39. 有关痛风性关节炎，错误的描述是（　　）

A. 为一种尿酸代谢障碍性疾患

B. 90% 以上患者为女性

C. 发病越早，病情越重

D. 血中尿酸增高

E. 潜伏期可无自觉症状

40. 不符合神经性关节炎临床表现的是（　　）

A. 多见于 40 岁以上男性

B. 多数发病于一个关节

C. 脊髓空洞症时本病常累及下肢关节

D. 糖尿病患者的神经性关节炎多见于手和足

E. 关节严重破坏程度与自觉症状不相称

41. 最易发生神经性关节炎的部位是（　　）

A. 肩关节　　　　　　　B. 膝关节　　　　　　　C. 肘关节

D. 髋关节　　　　　　　E. 脊柱

42. 有关神经性关节炎的说法，哪项不妥（　　）

A. 是一种缓慢进行性病变

B. 通常运动神经受到侵犯

C. 多见于脊髓痨和脊髓空洞症患者

D. 病理上分为肥大型和萎缩型

E. 脊柱改变多见于下位腰椎

43. 神经性关节炎与退行性骨关节病的主要鉴别点是（　　）

A. 关节骨质增生硬化　　B. 关节内出现游离体　　C. 关节变形

D. 关节间隙狭窄　　　　E. 关节严重破坏程度与轻微自觉症状不相称

44. 滑膜性骨软骨瘤病于下列哪个关节最多见（　　）

A. 膝关节　　　　　　　B. 肘关节　　　　　　　C. 髋关节

D. 肩关节　　　　　　　E. 腕关节

45. 滑膜骨软骨瘤病的临床表现中，哪项不妥（　　）

A. 多见于老年女性

B. 可有关节交锁现象

C. 关节外病变可发生在腱鞘和滑膜囊

D. 膝关节多见

E. 查体有时可扪及游离体

46. 下述疾病中不易出现关节内游离体的是（　　）

 A. 滑膜骨软骨瘤病   B. Charcot 关节   C. 退行性骨关节病

 D. 畸形性骨炎   E. 色素沉着绒毛结节性滑膜炎

47. 女，61 岁，反复四肢关节肿痛、活动受限 3 年，加重 1 个月就诊。手腕部 X 线摄片如图 9 - 1 所示，应诊断为（　　）

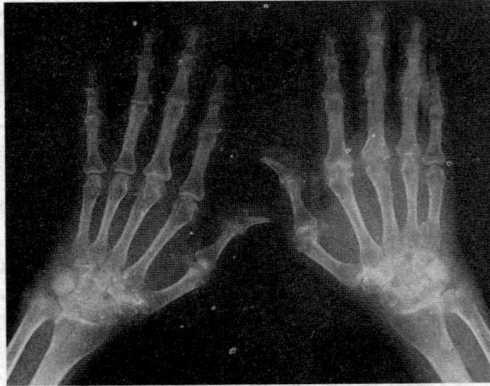

图 9 - 1

 A. 牛皮癣性关节炎   B. 痛风性关节炎   C. 退行性骨关节病

 D. 类风湿关节炎   E. 关节结核

48. 女，39 岁，骶髂部疼痛 1 年余。X 线摄片如图 9 - 2，诊断为（　　）

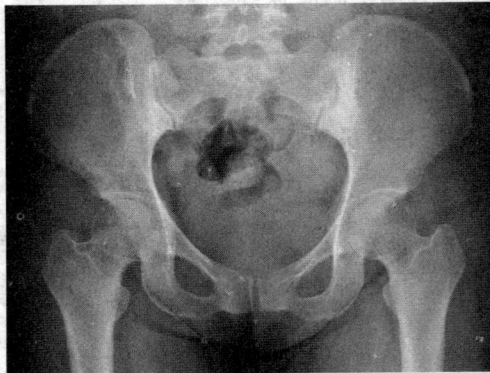

图 9 - 2

 A. 骶髂关节退行性骨关节病

 B. 强直性脊柱炎

 C. 双侧髂骨耳状面致密性骨炎

D. 类风湿关节炎

E. 低毒性化脓性骶髂关节炎

49. 男，60 岁，左髋关节疼痛 5 年。X 线摄片如图 9 - 3 所示，最可能的诊断为（　　）

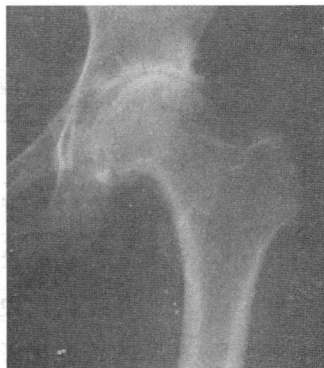

A. 关节结核

B. 类风湿关节炎

C. 滑膜肉瘤

D. 退行性骨关节病

E. 化脓性关节炎

图 9 - 3

50. 男，34 岁，腰骶部疼痛不适伴晨僵半年。检查：腰骶部压痛，弯腰受限。血沉 64mm/h，HLA - B_{27} 阳性。CT 平扫如图 9 - 4 所示，诊断为（　　）

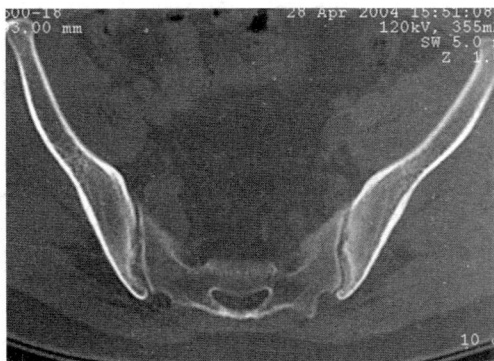

图 9 - 4

A. 强直性脊柱炎　　　　　B. 骶髂关节结核　　　　　C. 髂骨致密性骨炎

D. 骶髂关节类风湿性改变　E. 退行性骨关节病

五、多项选择题（在备选答案中有 2 ~ 5 个是正确的，将其全部选出并把标号写在题后的括号内，错选或漏选不给分）

1. 退行性骨关节病的别称包括（　　）

A. 肥大性骨关节病　　　　B. 骨性关节炎　　　　　　C. 增生性关节炎

D. 变形性关节病　　　　　E. 致密性关节炎

2. 关于退行性骨关节病，正确的叙述有（　　）

A. 多见于 40 岁以上

B. 常见于下肢承重关节

C. 病变最早始于关节滑膜

D. 关节间隙变窄，关节面硬化

E. 关节边缘骨赘形成

3. 退行性骨关节病变的病理改变包括 （   ）

A. 软骨表面粗糙、变脆、变薄

B. 软骨碎片脱落于关节腔内

C. 软骨缺损、消失，骨端暴露

D. 骨端部硬化，边缘形成骨刺

E. 关节囊纤维化短缩

4. 退行性骨关节病四肢大关节的 X 线所见包括 （   ）

A. 受压区凹陷、变扁　　　B. 关节骨端骨质增生

C. 关节面下假囊肿形成　　D. 关节间隙狭窄、强直

E. 关节内游离体

5. 关于类风湿关节炎，正确的说法包括 （   ）

A. 为全身性结缔组织病

B. 好发于青年男性

C. 血清类风湿因子阳性

D. 仅侵犯手或足小关节，大关节不累及

E. 早期 X 线表现为软组织梭形肿胀

6. 类风湿关节炎晚期改变包括 （   ）

A. 四肢伸、屈性挛缩

B. 关节脱位或半脱位

C. 手指向尺侧偏斜畸形

D. 关节强直

E. 软组织萎缩

7. 类风湿关节炎的 X 线表现有 （   ）

A. 关节周围软组织梭形肿胀

B. 关节间隙早期增宽、晚期变窄

C. 关节持重面骨质破坏

D. 关节脱位或半脱位

E. 晚期四肢肌肉萎缩

8. 类风湿关节炎的临床特点有 （   ）

A. 多见于青年女性

B. 对称性累及手或足小关节

C. 多发生在咽峡炎、扁桃体炎或流感之后

D. 受累关节肿胀、疼痛、活动受限

E. 除关节外其他器官或组织多不受累

9. 强直性脊柱炎侵犯骶髂关节的特点，下述正确的有 （   ）

A. 多为双侧对称性

B. 多从关节上 1/3 开始

C. 多从关节下 2/3 开始

D. 关节变化主要在髂骨侧

E. 关节变化主要在骶骨侧

10. 符合牛皮癣性关节炎的 X 线表现有 （   ）

A. 关节周围软组织呈对称梭形或腊肠样肿胀

B. 指骨远端变尖并突出于邻近指骨增宽而凹陷的基底部

C. 末节指骨基底部骨质增生，向两旁形成骨刺突起，呈 "喇叭口状"

D. 远端关节可呈半脱位

E. 骨质呈明显脱钙

11. 有关牛皮癣性关节炎的叙述，哪些是正确的 （   ）

A. 本病的发生与牛皮癣有密切关系

B. 除远侧指（趾）间关节外，骶髂关节及髋关节不累及

C. 多伴有骨质疏松

D. 脊椎受累时，可形成大而宽的骨赘

E. 指骨远端粗隆吸收变尖为 X 线特征性表现

12. 痛风性关节炎 X 线改变包括 （   ）

A. 第一跖趾关节最先受累

B. 早期仅表现为软组织肿胀

C. 骨质破坏呈穿凿样，边缘锐利

D. 骨破坏边缘可伴有骨刺形成

E. 伴有骨质疏松

13. 脊柱 Charcot 关节病 X 线改变正确的有 （   ）

A. 早期受累两椎体相邻关节密度增高，椎体边缘不规则

B. 横突增大、变形或吸收、消失

C. 脊椎可发生滑脱

D. 椎间隙不变窄

E. 椎旁软组织可出现钙化和骨化

14. 下列哪些 X 线征象于神经性关节炎可见到（　　　）

    A. 关节囊肿大膨隆　　　　B. 关节内游离体　　　　C. 关节旁钙化及骨化

    D. 关节半脱位　　　　E. 关节毁损，关节面增生硬化

15. 下列符合 Charcot 关节 X 线表现的有（　　　）

    A. 初期关节间隙增宽，关节囊肿胀，关节可呈半脱位

    B. 关节间隙逐渐狭窄，软骨下骨质硬化，骨刺形成

    C. 随病变进展，关节骨皮质显著破坏，软骨下骨质密度增高、硬化、碎裂

    D. 可伴有明显骨质疏松

    E. 晚期关节出现纤维性强直

16. 有关滑膜性骨软骨瘤病的说法，哪些是正确的（　　　）

    A. 一般可无明显症状　　　　B. 青壮年男性多见　　　　C. 大多为单关节受累

    D. 最常见于肘关节　　　　E. X 线平片可无阳性发现

六、问答题

1. 四肢退行性骨关节病的影像学诊断要点是什么？

2. 简述类风湿关节炎的诊断要点及鉴别诊断。

3. 强直性脊柱炎所致骶髂关节炎 X 线如何分级？

4. 简述髌股关节对合关系异常的影像学表现。

5. 滑膜软骨瘤病影像学表现有哪些？

答案部分

一、名词解释

1. 又称骨性关节炎，是一种由关节软骨变性或损伤引起的慢性骨关节病。

2. 强直性脊柱炎患者当椎间盘纤维环发生骨化时，于椎体之间形成骨桥，其 X 线正位上观测与竹节相似，故称竹节状脊椎。

3. 是以关节炎、尿道炎和结膜炎三联征为临床特征的一种特殊类型反应性关节炎，易累及跖趾关节、趾间关节、骶髂关节等，最具特征性的 X 线表现是广泛性骨膜性新骨生成。

4. 系因脑、脊髓周围神经疾病引起的感觉障碍和连续的创伤造成的关节病。

二、填空题

1. 骨性关节炎　关节软骨退行性变　骨增生肥大

2. 关节间隙变窄　骨端硬化和变形　软骨下假囊肿　边缘性骨赘形成　关节面塌陷　游离体形成

3. 关节滑膜炎

4. 类风湿因子

5. 血清免疫学阴性关节病

6. HLA－B$_{27}$　类风湿因子

7. 骶髂关节　双侧对称性

8. 髌骨　股骨髁　髌骨－股骨

9. 关节滑膜　滑囊　腱鞘

三、是非判断题

1. √　2. √　3. √　4. ×　5. ×　6. ×　7. √　8. ×　9. ×　10. ×

四、单项选择题

1. A　2. D　3. D　4. C　5. E　6. E　7. C　8. C　9. B　10. E

11. C　12. E　13. D　14. B　15. E　16. D　17. C　18. A　19. D　20. C

21. A　22. C　23. D　24. E　25. D　26. E　27. E　28. A　29. D　30. B

31. E　32. A　33. E　34. D　35. C　36. A　37. E　38. D　39. B　40. C

41. B　42. C　43. E　44. A　45. A　46. D　47. D　48. C　49. D　50. A

五、多项选择题

1. BCD　2. ABDE　3. ABCDE　4. ABCE　5. ACE　6. ABCDE　7. ABDE

8. BCDE　9. ACD　10. ABCD　11. ADE　12. ABCD　13. ABCE　14. ABCDE

15. ABCD 16. ABCE

六、问答题

1. 答：（1）X 线表现：①关节间隙变窄：关节间隙对称或不对称性变窄为退行性骨关节节病的常见早期征象；②骨质增生硬化：关节面下骨质硬化，骨端边缘出现骨赘，呈唇样或鸟嘴样；③关节软骨下骨内囊变：为单个或数个圆形、类圆形透光区；④关节内游离体：关节内单个或数个大小不一致密结节，边缘光滑锐利；⑤晚期病变：可出现关节失稳、关节变形、半脱位、关节畸形。（2）CT 表现：CT 能清楚显示关节面硬化、骨刺形成、关节内游离体、滑膜韧带的骨化、软骨下的囊变。对结构复杂的关节能清楚显示病变。当关节出现积液时，CT 较 X 线平片敏感、准确，表现为关节囊扩张，可见均匀液体性密度影。（3）MRI 表现：MRI 对关节软骨、软骨下骨和韧带等病变的观察颇有价值，能早期发现关节软骨下囊变及骨硬化。关节软骨退行性变者在承重区内 T_1WI 呈条状或不规则低信号。骨质硬化和骨端边缘骨赘在 T_1WI 与 T_2WI 上均为低信号。关节下囊变在 T_1WI 呈低信号，在 T_2WI 呈高信号。

2. 答：（1）诊断要点：多发生于中青年女性，病变多累及四肢关节，手、足小关节为最早、最常受累的部位，常双侧对称发病。早期关节构成骨出现骨质疏松，关节周围软组织梭形肿胀；晚期软骨吸收破坏，关节间隙狭窄，软骨下骨结构破坏，关节畸形。化验检查类风湿因子阳性。（2）鉴别诊断：①退行性骨关节病，骨端边缘常见明显骨赘，关节间隙不对称狭窄。②痛风性关节炎，多累及四肢小关节，多见于第一跖趾关节，关节边缘穿凿样破坏，病变边缘锐利、清楚；临床表现为发作性剧烈疼痛，血清尿酸增高。③银屑病性关节炎，多有银屑病病史，好发于手、足的远侧指（趾）间关节，以病变不对称和指（趾）骨的肌腱、韧带附着部骨质增生为特征。

3. 答：X 线下根据骶髂关节炎的病变程度分为五级：0 级：正常；Ⅰ级：可疑，关节面模糊，局部骨质疏松，关节间隙尚无改变；Ⅱ级：轻度骶髂关节炎，表现为关节面模糊，微小侵蚀性病变，局限性骨质疏松和硬化，关节间隙改变不明显；Ⅲ级：有中度骶髂关节炎，关节面的侵蚀、硬化明显，可见显著的骨质疏松和囊变，关节间隙增宽或变窄，关节部分强直；Ⅳ级：关节融合强直，表现为关节严重骨质破坏，关节大部分或完全融合。

4. 答：（1）X 线表现：髌骨轴位片可见到髌骨向外移位，关节间隙不对称性变窄，关节软骨下骨密度增高、囊变，关节面不光整，骨边缘骨赘形成。膝关节屈曲20°摄髌股关节面的切线交角，即外侧髌骨角，正常应开向外侧，异常时开向内侧。动态髌骨轴位摄片观测髌骨运动轨迹异常，髌骨脱位。（2）CT 表现：可以清楚显示髌股关节对合关系，关节面下骨硬化、囊变以及边缘骨赘形成。（3）MRI 表现：MRI 是髌股关节对合关系异常早期诊断的首选方法，对关节软骨病变的显示优于 CT，还可以显示关节软骨下的囊变。

5. 答:(1) X 线表现:软骨结节未发生钙化或骨化,X 线平片仅能发现关节软组织肿胀。典型表现为受累关节、滑囊内及腱鞘处散在或聚集的大小不等钙化或骨化性致密结节影,呈"石榴籽"样,游离体数目大小不定,可有数粒至数百粒不等。关节滑膜软骨瘤晚期常继发骨性关节炎,表现为关节间隙变窄、关节面下囊变,骨端边缘骨质增生。(2) CT 表现:CT 能清楚显示游离体的形态、位置、分布和数量,以及游离体有无钙化或骨化。并显示关节腔的少量积液以及滑膜的增厚和钙化。(3) MRI 表现:MRI 显示滑膜增厚及关节积液病变较 CT 敏感,骨化或钙化的软骨瘤小体于 T_1WI 和 T_2WI 图像上均呈低信号。

第十章 脊柱退行性变

习 题 部 分

一、名词解释

1. 脊椎退行性变

2. 椎管狭窄症

3. Schmorl 结节

4. 颈椎病

二、填空题

1. 颈椎病一般分为_____、_____、_____和_____四型，其中以_____最为多见。

2. 椎间盘后突出的方向可分为_____、_____、_____及_____四个类型。

3. 椎管狭窄症分为_____、_____和_____三种类型。

4. X 线上正常颈椎管矢状径大于____mm，若小于____mm 应考虑狭窄；正常腰椎管矢状径大于____mm，若小于____mm 应考虑狭窄。

5. 黄韧带是覆盖椎板、椎间关节前内侧面的"V"形结构，其厚度≥____mm 时即称为肥厚。

三、是非判断题

1. 椎间盘突出的部位一定是椎间隙变化最明显的部位。（　　）

2. 腰椎间盘突出症依靠 X 线平片检查可得到确诊。（　　）

3. 颈椎退行性改变无临床表现也可诊断为颈椎病。（　　）

四、单项选择题（在备选答案中选择 1 个最佳答案，并把标号写在题后的括号内）

1. 颈椎病以哪个类型最多见（　　）

　　A. 脊髓型　　　　　　　B. 神经根型　　　　　　　C. 椎动脉型

　　D. 交感神经型　　　　　E. 混合型

2. 主诉有头晕、恶心、呕吐和位置性眩晕，应考虑哪个类型的颈椎病（　　）

　　A. 神经根型　　　　　　B. 脊髓型　　　　　　　　C. 椎动脉型

　　D. 交感神经型　　　　　　E. 混合型

3. 下述腰椎间盘退行性变的 X 线表现中哪项不正确 （　　　　）

　　A. 椎间隙不对称狭窄

　　B. 椎体上、下缘骨硬化

　　C. 椎间隙出现钙化

　　D. 椎间盘出现 "真空征"

　　E. 椎体阶梯状变形

4. 关于 Schmorl 结节的描述，哪项不正确 （　　　　）

　　A. 多见于青年人

　　B. 好发于下胸椎和上腰椎

　　C. 表现为椎体内圆形或半圆形的凹陷性缺损

　　D. 可对称性发生在相邻椎体的上、下缘

　　E. 通常都有显著临床症状

5. 下列不支持椎间盘突出诊断的 X 线征象是 （　　　　）

　　A. 椎体后缘肥大后翘

　　B. 椎间隙不对称变窄

　　C. 脊椎生理弯曲消失并呈侧弯

　　D. 脊柱不稳

　　E. 腰大肌增宽膨隆

6. 关于腰椎间盘突出症的 X 线诊断，哪项有误 （　　　　）

　　A. 好发于腰 4 ~ 腰 5 和腰 5 ~ 骶 1

　　B. 分为正中、正中偏侧及侧方突出三个类型

　　C. X 线平片检查至少需拍摄腰椎正侧位

　　D. 椎体后缘后翘是重要征象

　　E. 有时单纯依靠 X 线平片即可明确诊断

7. 腰椎管狭窄症典型的临床表现是 （　　　　）

　　A. 腰痛　　　　　　　　B. 腿痛　　　　　　　　C. 感觉减退

　　D. 间歇性跛行　　　　　E. 下肢无力

8. 腰椎 CT 显示椎间盘超出椎体边缘，后缘凹陷消失并呈均匀光滑对称性软组织密度影，硬膜囊前缘轻度受压，应诊断为 （　　　　）

　　A. 椎间盘中央型突出　　B. 椎间盘膨出　　　　　C. 椎间盘后外侧型突出

　　D. 椎间盘 "真空征"　　E. 正常椎间盘

9. 有关椎间盘变性的描述，正确的是 （　　　　）

A. T_2 加权像最为敏感

B. T_1 加权像显示较差

C. 变性的椎间盘可出现"真空"现象

D. 变性的椎间盘可钙化

E. 以上均是

10. 脊椎退行性变的 MRI 表现中，哪项是错误的（　　　）

A. T_2WI 上椎间盘呈中或低信号，失去正常夹层样结构

B. 椎间盘内积气和钙化在 T_1WI 和 T_2WI 上均呈低信号或无信号区

C. 椎间盘膨出显示为纤维环高信号影并向四周均匀膨隆

D. 椎体边缘骨质增生表现为椎体终板前、后缘骨皮质呈三角形外凸的长 T_1、短 T_2 信号

E. 黄韧带、后纵韧带的肥厚、钙化均表现为长 T_1、短 T_2 信号

11. 变性椎间盘可导致相邻椎体终板炎，其中Ⅱ型的 MRI 信号表现为（　　　）

A. T_1 加权像低信号，T_2 加权像高信号

B. T_1 加权像低信号，T_2 加权像低信号

C. T_1 加权像等信号，T_2 加权像高信号

D. T_1 加权像高信号，T_2 加权像稍高信号

E. T_1 加权像高信号，T_2 加权像低信号

12. 有关椎间盘变性，描述不正确的是（　　　）

A. 20 岁以下髓核含水量85% ~ 90%

B. 变性时，含水量减少，至老年降至70%

C. 变性椎间盘以低信号为主

D. 变性椎间盘内可有混杂不规则的斑点状信号

E. 椎间盘变性均有椎间盘脱出

13. 下列正确的Ⅰ型椎体终板炎 MRI 信号改变是（　　　）

A. T_1WI 低信号，T_2WI 高信号

B. T_1WI 高信号，T_2WI 低信号

C. T_1WI 高信号，T_2WI 高信号

D. T_1WI 低信号，T_2WI 低信号

E. T_1WI 等信号，T_2WI 等信号

14. 下列哪一种改变能引起继发性椎管狭窄（　　　）

A. 黄韧带肥厚　　　　　B. 椎间盘向后膨隆　　　　C. 椎体后缘骨质增生

D. 椎间小关节增生　　　E. 以上都是

五、多项选择题（在备选答案中有 2～5 个是正确的，将其全部选出并把标号写在题后的括号内，错选或漏选不给分）

1. 能够做出椎间盘突出诊断的检查方法有（　　　　）

　　A. CT　　　　　　　　　　B. MRI　　　　　　　　　C. ECT

　　D. X 线平片　　　　　　　E. 脊髓造影

2. 符合腰椎间盘突出症 X 线平片所见的有（　　　　）

　　A. 腰段脊椎侧弯　　　　　B. 椎体后缘增生　　　　　C. Schmorl 结节形成

　　D. 硬脊膜外脂肪受压、移位 E. 椎间隙前窄后宽

3. X 线摄片发现 Schmorl 结节，提示椎间盘（　　　　）

　　A. 向前方突出　　　　　　B. 向后方突出　　　　　　C. 向侧方突出

　　D. 向上方突出　　　　　　E. 向下方突出

4. 椎间盘突出 X 线平片诊断较有意义的征象包括（　　　　）

　　A. 椎体前缘骨质唇样增生　B. 椎体后缘骨质唇样增生　C. 椎管内游离骨块

　　D. 椎体楔状变形　　　　　E. 椎间隙前窄后宽

5. 脊椎退行性变的病理改变中，包括哪项（　　　　）

　　A. 椎间盘退行性变　　　　B. 椎间关节退行性变　　　C. 韧带退行性变

　　D. 脊椎骨骼改变　　　　　E. 脊椎结核、肿瘤病变

6. MRI 诊断椎间盘突出的重要意义在于（　　　　）

　　A. 观察椎间盘突出形态与程度

　　B. 突出的椎间盘与脊髓的关系

　　C. 观察黄韧带钙化

　　D. 与椎管狭窄相鉴别

　　E. 观察椎间盘"真空"现象

7. 椎间盘突出的 MRI 间接征象有（　　　　）

　　A. 髓核突出

　　B. 髓核游离

　　C. Schmorl 结节

　　D. 硬膜外静脉丛受压、迂曲

　　E. 硬膜囊、脊髓或神经根受压

8. 脊柱退行性变主要是椎间盘的改变，下列属于椎间盘改变的有（　　　　）

　　A. 纤维环变性并出现裂隙征

　　B. 软骨板变薄和玻璃样变

　　C. "真空"征象

    D. 椎间盘形成 Schmorl 结节

    E. 髓核脱出

9. 椎管狭窄的影像学征象包括（　　　）

    A. 椎管狭窄　　　　　　　B. 椎间盘疝　　　　　　　C. 侧隐窝狭窄

    D. 椎间孔狭窄　　　　　　E. 椎间盘变性

六、问答题

1. 脊椎退行性变有何影像学表现？

2. 试述颈椎病的分型及影像学表现要点。

3. 椎管狭窄症有何 CT 表现？

答案部分

一、名词解释

1. 为骨关节退行性疾病中的常见疾病，多为生理性老化过程，尤其是活动度较大的下颈椎、下胸椎和腰椎。

2. 是指由于构成椎管的脊椎、软骨及软组织异常，引起椎管有效容积减少，压迫神经根、脊神经节、脊髓和血管等结构而引起的一系列临床症状和体征。

3. 由于髓核穿透椎体的软骨板而向椎体内脱出，在椎体骨质内逐渐形成一个圆形或半圆形凹陷性缺损，缺损周围可见增白的骨质硬化环影，这种改变称为 Schmorl 结节。

4. 颈椎退行性变致使其周围的脊髓、神经根、交感神经及椎动脉等重要组织受累，并呈现相应临床症状和体征者，称颈椎病。

二、填空题

1. 神经根型　脊髓型　椎动脉型　交感神经型　神经根型
2. 中央型　旁中央型　侧后型　远侧后型
3. 先天性椎管狭窄　后天性椎管狭窄　混合性椎管狭窄
4. 13　10　18　15
5. 5

三、是非判断题

1. ×　　2. √　　3. ×

四、单项选择题

1. B　2. C　3. D　4. B　5. C　6. D　7. D　8. A　9. E　10. B　11. E　12. E
13. A　14. E

五、多项选择题

1. ABE　2. ABCE　3. DE　4. BCE　5. ABCD　6. ABD　7. DE　8. ABCDE　9. ACD

六、问答题

答：（1）X 线表现：①脊柱生理弯曲变直、侧弯；②唇样骨赘和骨桥：骨质增生在椎体边缘处最明显，呈唇样或刺状突起，也可相连形成骨桥，椎体后缘骨赘可突入椎间孔或椎管内，压迫脊髓和神经根；③椎间关节间隙变窄，关节面增生硬化；④关节突增生变尖；⑤脊椎不稳，向前滑脱移位、异常旋转等；⑥椎管狭窄，由于后纵韧带、黄韧带和小关节囊的增生肥厚和骨化，可出现椎管狭窄，并压迫脊髓。（2）CT 表现：CT 除能清楚显示 X 线平片所示表现外，还可显示椎间盘、椎间关节、韧带、硬膜囊及神经根的改变。主要表现有：①椎体增生、硬化：椎体边缘骨赘和终板硬化，常伴有椎间盘膨出；②背侧骨赘：可使椎管狭窄；③黄韧带肥厚是指覆盖椎板、椎间关节内侧面的"V"形结构，正常时密度与肌肉相似，其厚度≥5mm时即称为肥厚，常伴有小关节退变；④后纵韧带骨化：表现为沿椎体后缘的纵向节段性骨化，以颈椎好发，可累及椎管和邻近的神经根；⑤椎间关节退变：表现为椎间关节突肥大、骨赘形成、关节软骨和软骨下骨质碎裂、椎间关节间隙变窄，椎间关节表面的赘生物可引起椎管和侧隐窝狭窄。（3）MRI表现：①椎体骨质增生：椎体边缘骨质增生或骨赘形成，表现为椎体终板前、后缘骨皮质呈三角形外突的长 T_1、短 T_2 信号。相邻椎体终板变性分三型：Ⅰ型：T_1WI 低信号、T_2WI 高信号，病理显示为终板的缺损、裂隙以及血管化的纤维组织；Ⅱ型：T_1WI 高信号、T_2WI 稍高信号，病理显示为骨髓的脂肪替代；Ⅲ型：T_1WI、T_2WI 均为低信号，病理显示为脂肪硬化、骨化。②黄韧带、后纵韧带的肥厚、钙化或骨化：均表现为长 T_1WI、短 T_2WI 信号，有时与周围骨结构不易区分。③椎间关节退行性变：关节间隙变窄，关节面骨质破坏呈高 - 低混杂信号，关节边缘部骨质增生多呈长 T_1WI、短 T_2WI 信号，关节内"真空征"亦呈低信号。

2. 答：颈椎病临床基本分为四型：神经根型、脊髓型、交感神经型、椎动脉型。颈椎病好发部位为颈 5～6 椎体，其次为颈 6～7 及颈 3～4 椎体。颈椎病的影像学表现：（1）X 线表现：①颈椎生理曲度变直或呈反向弯曲，甚至后凸成角；②椎间隙狭窄，或出现前窄后宽；③椎体前、后缘骨质唇样增生，后缘骨质的增生比前缘增生对诊断更有意义；④椎小关节及钩突关节骨质增生，椎间小关节面模糊或硬化，关节间隙狭窄，边缘增生出现骨赘、骨唇等；⑤椎间孔变形、变小，斜位片可见椎间孔失去正常的椭圆形，而呈哑铃形或不规则形；⑥项韧带钙化、前纵韧带及后纵韧带钙化与骨化，其相关椎体的棘突后方软组织内、椎间隙前方或椎体后缘见点状、结节状或条状密度增高影，颈椎椎体滑脱或失稳，由较为广泛的颈椎退行性变引起。（2）CT 表现：①椎体骨质唇样增生；②钩突骨质增生，出现骨赘、骨唇等；③颈椎间盘病变：椎间盘膨出、突出、脱出，硬膜囊受压致椎管狭窄，侧隐窝狭窄压迫神经根；④韧带增厚并钙化：黄韧带以颈段最薄，向下逐渐增厚，正常厚度 2～3mm，当厚度大于 3mm 应诊断为黄韧带肥厚；前纵韧带及后纵韧带钙化；⑤Schmorl 结节：椎体上、下缘凹陷性骨缺损，边缘硬化；⑥椎间盘"真空征"：椎间盘区不规则透亮气体影。（3）MRI 表现：MRI 对脊髓和脊神经根受压显示最佳。脊髓水肿在 T_2WI 和 STIR 上表现为局灶性、线条形高信号，椎间盘变性在 T_1WI 和 T_2WI 上纤维环和髓核均显示为低信号。椎间盘膨出、突出、脱出，硬膜囊受压致椎管狭窄或侧隐窝狭窄并压迫神经根；颈椎黄韧带增厚并钙化。

3. 答：椎管狭窄症 CT 表现：（1）CT 可以清晰显示椎弓短小、椎体后缘骨质增生或硬化、椎间盘膨出或突出、椎间关节增生、后纵韧带及黄韧带肥厚和钙化。（2）硬脊膜外脂肪线受压、消失，侧隐窝狭窄及硬膜囊、脊髓受压。（3）椎管变形及狭窄，胸段和上腰段椎管呈三叶形改变。（4）CT 三维重组图像对判定椎管狭窄有很大帮助。（5）诊断骨性椎管狭窄主要依据椎管横断层面测量来确定：颈椎椎管正中矢状径 <10mm、腰椎管正中矢状径 <15mm 时可诊断为骨性椎管狭窄；侧隐窝矢状径 ≤2mm 为狭窄；椎间孔宽度 <2mm 为狭窄。

第十一章 代谢及营养障碍性骨疾病

习题部分

一、名词解释

1. 骨质疏松症
2. 骨质软化症
3. Looser 带

4. 肾性骨病
5. 抗维生素 D 型佝偻病
6. 痛风

二、填空题

1. 维生素 D 缺乏性佝偻病是指由于维生素 D 缺乏，引起_____障碍，使骨基质缺乏_____沉积，引起佝偻病。

2. 肾性骨病可分为_____及_____，前者引起的骨病以_____、_____、_____、_____为主，后者则以_____、_____为主。

3. 肾小球性骨病分为先天性和后天性，先天性包括_____、_____；后天性包括_____、_____、_____、_____等。

4. 痛风是一种_____代谢障碍性疾患，按病变发展时期，可分为_____、_____和_____三期。

三、是非判断题

1. 骨质疏松症骨内的有机成分和钙盐的比例发生改变。（　　　）
2. 肾小管性骨病多见于先天性肾小管功能失常。（　　　）
3. 维生素 D 缺乏性佝偻病主要依据 X 线平片检查。（　　　）
4. 假骨折线是诊断骨质软化症较可靠的征象。（　　　）
5. Fanconi 综合征为常染色体显性遗传病。（　　　）
6. 痛风是一种尿酸代谢障碍性疾患。（　　　）

四、单项选择题（在备选答案中选择 1 个最佳答案，并把标号写在题后的括号内）

1. 以下为代谢障碍性骨疾病的主要 X 线表现，但不包括（　　　）

A. 骨质疏松　　　　　　　　B. 骨膜增生　　　　　　　　C. 骨质软化

D. 骨质硬化　　　　　　　　E. 纤维性骨炎

2. 佝偻病的并发症不包括（　　　）

A. 膝外翻　　　　　　　　　B. 胸骨前凸如鸡胸　　　　　C. 青枝骨折

D. 退行性骨关节病　　　　　E. 假性骨折

3. 下列哪项不属于脊椎骨质疏松症的 X 线表现（　　　）

A. 椎体骨质密度减低

B. 椎体结构粗糙疏松，骨小梁呈栅栏状

C. 椎体压缩呈楔状改变

D. Schmorl 结节

E. 椎体出现"双凹"征象

4. 佝偻病早期 X 线改变不包括（　　　）

A. 先期钙化带模糊、不规则

B. 干骺端两侧增宽，中央呈"杯口状"凹陷，边缘呈"毛刷状"

C. 干骺端横径轻度增大，骨小梁呈毛刺状

D. 骨骺与干骺端距离增宽

E. 骨干呈普遍性骨质疏松

5. 下列哪一项符合佝偻病愈合期 X 线表现（　　　）

A. 骨骺与干骺端距离增宽

B. 干骺端两侧增宽中央凹陷呈"杯口状"

C. 先期钙化带重新出现

D. 骨化中心模糊不清

E. 骨质疏松

6. 维生素 D 缺乏可导致（　　　）

A. 佝偻病　　　　　　　　　B. 侏儒症　　　　　　　　　C. 肢端肥大症

D. 坏血病　　　　　　　　　E. 骨质疏松症

7. 维生素 D 缺乏症初期最早出现 X 线改变的部位是（　　　）

A. 肋骨胸骨端　　　　　　　B. 胫骨远端干骺端　　　　　C. 桡骨近侧干骺端

D. 尺骨远端干骺端　　　　　E. 肱骨远端干骺端

8. 对怀疑佝偻病患儿 X 线检查首选的部位是（　　　）

A. 腕部　　　　　　　　　　B. 胸部　　　　　　　　　　C. 膝部

D. 头颅　　　　　　　　　　E. 肘部

9. 骨质软化改变不见于下列哪种疾病（　　　）

A. 佝偻病　　　　　　B. 骨质软化症　　　　　C. 肾功能衰竭

D. 甲状腺功能亢进症　　E. 甲状旁腺功能亢进症

10. 关于肾小球性骨病的叙述，不正确的是（　　）

    A. 又称肾小球尿毒症骨营养不良

    B. 绝大部分尿毒症患者都伴发此病

    C. 引起的骨病包括骨软化症或佝偻病

    D. 可引起纤维囊性骨炎

    E. 可引起骨硬化

11. 以下均为抗维生素 D 型佝偻病的正确描述，除外（　　）

    A. 因肾近曲小管对磷回收障碍所致

    B. 多见于儿童，有家族性

    C. 骨痛和肌无力为常见症状

    D. 可出现侏儒体征

    E. 骨骼改变主要是骨硬化

12. 女，3 岁，双膝关节逐渐出现无力及畸形半年。碱性磷酸酶增高。X 线摄片如图 11 - 1 所示，应考虑的诊断是（　　）

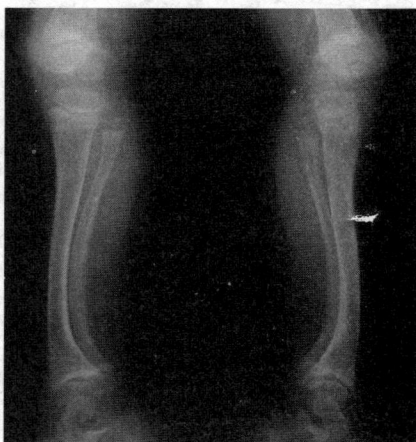

图 11 - 1

A. 佝偻病　　　　　　B. 骨软化症　　　　　　C. 坏血病

D. 类风湿关节炎　　　E. 甲状旁腺功能亢进症

13. 痛风性关节炎首先侵犯的部位是（　　）

A. 第一跖趾关节　　　B. 踝关节　　　　　　　C. 腕关节

D. 膝关节　　　　　　E. 肘关节

五、多项选择题 （在备选答案中有 2~5 个是正确的，将其全部选出并把标号写在题后的括号内，错选或漏选不给分）

1. 佝偻病进展期 X 线改变为（　　　）

   A. 干骺端增宽，先期钙化带模糊或消失

   B. 骨干骨质疏松

   C. 有"毛刷状"或"杯口状"改变

   D. 骨干弯曲变形

   E. 骨骺与干骺端距离缩短

2. 颅骨骨质疏松有哪些 X 线表现（　　　）

   A. 多发颗粒状或斑片状透亮区

   B. 鞍背和鞍底增厚

   C. 颅缝邻近骨密度相对增高

   D. 颅骨内、外板变薄

   E. 在儿童期，乳突小房及鼻窦过度气化

3. 下列符合长管状骨骨质疏松 X 线改变者有哪几项（　　　）

   A. 骨皮质变薄，出现分层现象

   B. 骨小梁减小、变细，间隙增宽

   C. 骨干弯曲变形

   D. 骨膜增生

   E. 干骺端的骨骺线显著增宽

4. 甲状旁腺激素有以下哪些生理作用（　　　）

   A. 刺激成骨活动

   B. 刺激破骨活动

   C. 抑制肾小管的再吸收，促进磷自尿中排出

   D. 增加肠管对钙的吸收

   E. 减少肠管对钙的吸收

5. 可出现假性骨折的疾病有（　　　）

   A. 佝偻病　　　　　　　B. 骨质软化症　　　　　　C. 甲状腺功能亢进症

   D. 坏血病　　　　　　　E. 甲状旁腺功能亢进症

6. 佝偻病的 X 线表现中，哪些是正确的（　　　）

   A. 骨骺线靠近骨干侧的透明带距离缩短

   B. 骨骺膨大

   C. 骨骺线呈"杯口状"

D. 骨影像浅淡

E. 骨骺线呈"绒毛状"

7. 肾性骨营养不良可包括（　　）

A. 骨软化症   B. 佝偻病   C. 纤维囊性骨炎

D. 骨硬化   E. 软组织钙化

8. 肾性骨病骨硬化较显著的部位包括（　　）

A. 脊椎   B. 骨盆   C. 颅底骨

D. 四肢骨   E. 颅盖骨

9. 痛风性关节炎 X 线改变包括（　　）

A. 第一跖趾关节最先受累

B. 早期仅表现为软组织肿胀

C. 骨质破坏呈穿凿样，边缘锐利

D. 骨破坏边缘可伴有骨刺形成

E. 伴有骨质疏松

六、问答题

1. 维生素 D 缺乏性佝偻病各期有何 X 线表现？

2. 肾小球性骨病有哪些 X 线表现？

3. 痛风性关节炎有何影像学表现？

答案部分

一、名词解释

1. 是指由于各种原因导致骨的有机成分和无机成分减少，引起骨微结构退化，造成骨的脆性增加和骨折危险性增加等病变。

2. 为成骨过程中骨基质即骨样组织的骨盐沉积异常所造成的骨疾患。

3. 又称假骨折线，为骨质软化症的特征性表现，表现为横越骨皮质的透明线，其边缘密度略高，常呈对称性多发病变，多见于肩胛骨、肋骨、坐骨和耻骨等。

4. 又称为肾性骨营养不良，是由各种慢性肾脏疾病引起的钙、磷代谢障碍等所造成的骨骼损害。

5. 为一种少见的 X 染色体显性遗传疾病，多见于儿童，主要原因为肾近曲小管对磷再吸收障碍，临床表现为血磷减低、尿磷增高、骨骼疼痛等。

6. 是一种由于嘌呤代谢紊乱和（或）尿酸排泄障碍所致血尿酸增高的一种全身性疾病，可引起痛风性关节炎反复发作，伴有痛风石形成和慢性关节畸形等病变。

二、填空题

1. 钙、磷代谢　钙盐

2. 肾小球性　肾小管性　骨质软化症　佝偻病　纤维囊性骨炎　骨硬化症　骨质软化症　佝偻病

3. 多囊肾　先天性下尿路梗阻　肾小球肾炎　慢性肾盂肾炎　肾病综合征　高血压肾病

4. 嘌呤　无症状期　急性关节炎期　痛风石及慢性关节炎期

三、是非判断题

1. ×　2. √　3. √　4. √　5. ×　6. ×

四、单项选择题

1. B　2. C　3. D　4. E　5. C　6. A　7. D　8. A　9. D　10. B　11. E　12. A　13. A

五、多项选择题

1. ABCD　2. ACDE　3. ABE　4. BCD　5. ABE　6. BCDE　7. ABCDE

8. AC　9. ABCD

六、问答题

1. 答：（1）活动期：①以长骨干骺端发生改变出现最早，尤其是尺、桡骨远端最为明显；②先期钙化带模糊、不规则、变薄甚至消失；③干骺端横径加大，其中央部凹陷呈"杯口样"改变，其边缘由于骨样组织不规则而呈"毛刷状"；④骨骺显示不清，出现延迟，也可以消失而不出现，骨骺板增宽较明显；⑤骨质软化，骨小梁模糊，骨皮质变薄，下肢骨弯曲畸形。（2）愈合期：先期钙化带重新出现，"杯口样"凹陷及"毛刷征"消失，骨皮质逐渐增厚，骨骺复又出现，骨骺板显示正常，骨畸形可得到缓慢恢复或留有后遗症。（3）后遗症期：双下肢出现膝内翻、膝外翻畸形，呈"O 型"、"X 型"、"弓型"腿改变，下肢骨畸形可持续多年，甚至终身存在。

2. 答：肾小球性骨病 X 线表现包括：（1）佝偻病表现：多发生在生长快和承重力大的部位，骨密度明显减低，骨皮质变薄，干骺端呈"杯口状"、"毛刷状"改变，先期钙化带密度减低和消失，其下可见透亮带，骨骺端距离增宽，骨骺易发生移位或骨折，双侧股骨头可出现骨骺滑脱。（2）骨质软化表现：不多见，常见于成年人，以骨质软化为主，可见骨密度减低、骨小梁模糊及骨骼变形，椎体呈"鱼脊样"改变，出现侧弯或后凸畸形，可发生假骨折。（3）继发性甲状旁腺功能亢进症表现：病程长者骨质改变明显，短者则不明显。主要表现为骨膜下骨的吸收，以指骨和颅骨明显，指骨发生于干骺端桡侧面，皮质边缘出现虫蚀状骨质吸收；颅骨表现为板障增厚，骨质密度减低，内、外板结构不清。其次可见的变化为纤维囊肿性改变，称为棕色瘤。软骨下骨的吸收，可表现为关节边缘的骨膜下或在韧带附着处发生关节周围骨吸收，可侵及髋关节、肩关节及手指间关节、髌股关节，类似类风湿关节炎，须加以鉴别。（4）骨硬化：多见于病程较长患者，广泛骨硬化，以脊椎及颅底较为明显，长骨及骨盆次之。表现为骨小梁增粗并相互融合，继而出现弥漫性骨质硬化，骨结构消失，骨质致密。脊柱以腰椎最为明显，椎体上、下缘硬化，呈一"夹心椎"改变；附件也可出现骨质硬化。颅底骨硬化如"象牙状"，颅骨各层结构不清。四肢骨硬化以骨端明显，可有不规则的条状、带状致密影。（5）软组织改变：主要为异位钙化，表现为关节周围条状及斑片状钙化；也可见于肌腱、韧带附着处。血管壁的钙化常见于大动脉干或手、足小血管。钙化也可发生在关节软骨、半月板、角膜和结膜等处。

3. 答：（1）X 线表现：①早期关节周围软组织肿胀，多始于第一跖趾关节，有时可见关节邻近骨皮质凹陷性压迹。②痛风结节形成，受累关节软组织偏心性肿胀，呈结节状，密度增高；晚期痛风结节内出现细条状及斑点状钙化，邻近骨质常伴外压性骨质缺损。③骨性关节面不光整，关节面下穿凿状及囊状骨质破坏，边缘锐利，可以相互融合，邻近骨质增生。④关节间隙早期不变窄为痛风性关节炎的特征，多数在晚期变窄或消失，可发生关节脱位、半脱位，可出现纤维性强直或骨性强直。（2）CT 表现：①早期，关节周围软组织肿胀，密度稍增高，边缘模糊。继而邻近关节软骨下小囊变，直径小于 2mm，边缘清晰。②中期，骨皮质边缘出现小圆形骨质缺损或浅弧状压迹，骨质缺损的中心常与软组织结节的中心相符合，此为本病较特殊的征象。③晚期，软组织肿块进一步增大并多个融合相连，痛风结节内可见成簇状钙化灶（痛风石）；关节破坏范围增大，出现广泛性骨质吸收，关节边缘骨赘形成，可见关节畸形或脱位。（3）MRI 表现：痛风结节信号多种多样，主要取决于钙盐的成分和含量，一般在 T_1WI 多为低信号、T_2WI 多为高信号。增强后几乎所有病灶均匀强化，肌腱、韧带、肌肉甚至包括骨髓内病灶也有强化。

第十二章　内分泌性骨病

习 题 部 分

一、名词解释

1. 肢端肥大症
2. 糖尿病性骨病
3. 甲状旁腺功能减退症

二、填空题

1. 生长激素分泌过多，于儿童期骨骺闭合前可引起_____，而于成人期则引起_____。
2. 肢端肥大症全身软组织普遍增厚，足跟垫增厚_____。
3. 糖尿病性骨病根据 X 线表现可分为_____和_____。
4. 甲状旁腺功能亢进症的病理生理学基础为甲状旁腺分泌过多的_____，引起体内_____钙、磷代谢失常，具有多种临床表现。
5. 甲状旁腺功能亢进症的特征性 X 线表现是_____。

三、是非判断题

1. 巨人症多发生在骨骺闭合之后。（　　　）
2. 巨人症因腺垂体前叶嗜酸性细胞功能亢进，使四肢骨骺板持久性生长活跃所致。（　　　）
3. 甲旁亢所致纤维囊性骨炎可累及全身任何骨骼。（　　　）
4. 糖尿病患者可出现的肯定并发症包括 Charcot 关节和骨溶解症。（　　　）
5. 甲状旁腺功能减退症最常见原因是由于甲状腺手术误切甲状旁腺所致。（　　　）

四、单项选择题（在备选答案中选择 1 个最佳答案，并把标号写在题后的括号内）

1. 关于肢端肥大症的说法，下列哪项不对（　　　）

    A. 多因垂体前叶嗜酸性细胞瘤所致

B. 蝶鞍常扩大、变形

C. 可出现头痛、头晕症状

D. 基础代谢率可升高

E. 血清钙显著升高

2. 指出肢端肥大症颅面骨改变叙述错误的一项（　　　）

A. 蝶鞍扩大呈方形，骨壁增厚、密度增高

B. 颅盖骨增厚

C. 枕骨外粗隆肥大

D. 额窦及上颌窦增大

E. 下颌骨变长增宽

3. 巨人症 X 线检查所见，哪一项不正确（　　　）

A. 骨骼纵向生长迅速，四肢异常生长

B. 躯干与四肢比较相对短缩

C. 手（足）指（趾）相对纤细

D. 常伴有骨质疏松

E. 蝶鞍常增大

4. 引起巨人症的原因是（　　　）

A. 垂体前叶嗜酸性细胞功能亢进

B. 垂体前叶嗜酸性细胞功能减退

C. 垂体前叶嗜碱性细胞功能亢进

D. 垂体前叶嗜碱性细胞功能减退

E. 垂体前叶嫌色性细胞功能亢进

5. 下列哪项不符合糖尿病性骨病的临床表现（　　　）

A. 多见于手腕部　　　　　B. 肢端动脉减弱或消失

C. 受累部位发红、肿胀　　D. 深部溃疡合并感染

E. 可出现 Charcot 关节症状

6. 下列为糖尿病性骨病改变 X 线表现，除外（　　　）

A. 局部软组织肿胀　　　B. 骨质虫蚀状破坏　　　　C. 骨膜下骨质吸收

D. 关节间隙狭窄　　　　E. 关节面不规则

7. 关于糖尿病性骨病的叙述，哪项不对（　　　）

A. 骨质疏松呈局限性或弥漫性

B. 关节旁骨皮质缺损常见于趾骨或跖骨头

C. Charcot 关节好发于足部

D. 骨膜增厚通常较广泛

E. 骨质溶解较常见于脊椎及趾骨

8. 下列哪项是甲旁亢的特异性 X 线征象（　　）

A. 骨质破坏 　　　　B. 骨质疏松 　　　　C. 骨质增生

D. 骨质病理性骨折 　　E. 骨膜下骨质吸收

9. 双手 X 线摄片发现中节指骨边缘骨膜下骨质呈"虫蚀状""花边状""毛刺状"骨质吸收，尤其桡侧更明显。最大可能的诊断是（　　）

A. 儿童佝偻病 　　　　B. 成人骨质软化症

C. 甲状旁腺功能亢进症 　D. 类风湿关节炎

E. 甲状腺功能减退症

10. 关于甲状旁腺功能亢进症，下列描述哪项不妥（　　）

A. 常由于甲状旁腺增生所致

B. 多见于 20～50 岁年龄组

C. 女性发病率高于男性

D. 全身骨关节疼痛为常见症状

E. 常伴有肾结石

11. 甲状旁腺功能亢进症实验室检查指标哪项不正确（　　）

A. 血钙升高 　　　　B. 甲状旁腺激素升高 　　C. 血磷降低

D. 碱性磷酸酶降低 　　E. 尿钙升高

12. 有关甲旁亢骨改变的叙述，下列哪项不恰当（　　）

A. 所有甲旁亢患者都有骨改变

B. 骨骼改变通常是多骨受累

C. 部分患者可并发自发性骨折

D. 指骨骨膜下骨质吸收最有诊断意义

E. 牙颌骨硬板消失并非特征性表现

13. 甲状旁腺功能减退症骨改变哪一项有误（　　）

A. 颅骨内、外板增厚 　　B. 髋关节间隙变窄 　　C. 骨骺延迟闭合

D. 牙颌骨硬板消失 　　E. 脊椎韧带发生骨化

五、多项选择题（在备选答案中有 2～5 个是正确的，将其全部选出并把标号写在题后的括号内，错选或漏选不给分）

1. 脑垂体前叶分泌的激素有哪些（　　）

A. 生长激素 　　　　B. 性激素 　　　　C. 促甲状腺激素

D. 促肾上腺皮质激素　　　E. 促性腺激素

2. 下列哪些表现符合肢端肥大症 X 线改变（　　　）

　　A. 头颅增大　　　　　　B. 乳突扩大，气房增加　　　C. 下颌骨变长增宽

　　D. 全身骨骼普遍增长　　E. 指尖粗隆呈丛状增大

3. 符合糖尿病性骨关节病 X 线表现有（　　　）

　　A. 骨质疏松　　　　　　B. 关节旁骨皮质缺损　　　　C. 骨端骨质溶解

　　D. 骨质碎裂　　　　　　E. 骨质增生硬化

4. 糖尿病神经性骨病改变影像学征象包括（　　　）

　　A. 骨端破坏

　　B. 小关节崩解

　　C. 关节周围散在碎骨片

　　D. 骨髓在 MRI 各种序列均呈低信号

　　E. 骨髓在 MRI 各种序列均呈高信号

5. 符合甲状旁腺功能亢进症化验结果的有（　　　）

　　A. 血清钙增高　　　　　B. 血清磷降低　　　　　　　C. 血清钙降低

　　D. 血清磷增高　　　　　E. 尿钙增高

6. 甲旁亢软骨下骨质吸收常出现在（　　　）

　　A. 颅骨　　　　　　　　B. 脊椎　　　　　　　　　　C. 锁骨

　　D. 骶髂关节面　　　　　E. 指骨

7. 与甲旁亢骨改变 X 线征象符合的有（　　　）

　　A. 牙颌骨硬板消失　　　B. 指骨骨膜下骨质吸收　　　C. 颅骨颗粒状骨质疏松

　　D. 肋骨棕色瘤　　　　　E. 长骨干骺端增宽、凹陷及"毛刷状"边缘

8. 下列哪些征象符合甲状旁腺功能减退症 X 线改变（　　　）

　　A. 颅骨内、外板增厚

　　B. 长骨干骺端带状密度增高

　　C. 长骨骨骺提前闭合

　　D. 指骨末节骨丛密度增高

　　E. 皮下软组织出现钙化

六、问答题

1. 巨人症有哪些 X 线表现？

2. 原发性甲状旁腺功能亢进性骨病有哪些 X 线表现？

3. 糖尿病性骨病有哪些 X 线表现？

答案部分

一、名词解释

1. 垂体前叶嗜酸性细胞功能亢进发生于骨骺闭合之前，由于骨骼纵向生长停止，横向生长仍在继续，最后骨骼和软组织增生、增大，因主要表现在颜面的突出部分和四肢的末端，故称肢端肥大症。

2. 由糖尿病引起的骨关节系统疾病称为糖尿病性骨病。

3. 是由于甲状旁腺激素分泌减少和（或）功能障碍引起的钙、磷代谢异常性疾病。

二、填空题

1. 巨人症　肢端肥大症

2. ＞23mm

3. 萎缩型　增生型

4. 甲状旁腺激素

5. 骨膜下骨吸收

三、是非判断题

1. ×　2. √　3. √　4. √　5. √

四、单项选择题

1. E　2. A　3. D　4. A　5. A　6. C　7. D　8. E　9. C　10. A　11. D　12. A　13. C

五、多项选择题

1. ACDE　2. ABCE　3. ABCDE　4. ABCD　5. ABE　6. CD　7. ABCDE　8. ABCDE

六、问答题

1. 答：（1）骨骼纵向生长迅速，四肢异常生长。（2）躯干与四肢比较相对短缩。（3）手（足）指（趾）相对纤细，指（趾）骨末端无增粗现象。（4）常有蝶鞍增大。

2. 答：（1）广泛性骨质疏松：常累及全身骨骼，颅骨表现具有特征性，表现为颅盖骨麻疹样低密度区，内、外板与板障界限不清。长骨表现为骨皮质变薄、骨小梁变细，重度者骨皮质薄如线状，骨小梁部分吸收呈磨砂玻璃状。（2）骨膜下骨皮质吸收：为诊断本病的特征性X线征象，最先出于中节指骨桡侧缘，表现为骨皮质吸收密度减低，进而呈鼠咬状或花边状缺损；牙颌骨硬板吸收，即齿周白线消失。（3）软骨下骨皮质吸收：多发生在锁骨肩峰端及耻骨联合处，形成软骨下皮质缺损，骨皮质不规则、模糊。（4）纤维囊性骨炎：呈单房或多房性骨质吸收，稍膨胀，多呈偏心性，无钙化，边界清楚，可有薄层硬化带，较大者可膨胀，皮质可穿破。病理上表现为普遍性骨质疏松及局限性骨破坏吸收伴骨内纤维组织增生、囊肿形成，囊肿内因含棕色液体而称棕色瘤。（5）骨质软化改变：骨质密度减低，骨纹理模糊不清，负重骨弯曲变形，四肢骨可见假骨折线。（6）关节软骨钙化：好发于膝关节、耻骨联合及腕部三角骨等透明软骨及纤维软骨处。

3. 答：（1）骨质改变：全身骨骼骨质疏松，以躯干骨明显，表现为骨质密度普遍减低，骨皮质变薄，骨小梁纤细。椎体可发生压缩性骨折。糖尿病性骨病以发生在膝关节以下部位较多，尤其是踝关节和足部更明显，也较典型；如足趾骨骨质吸收后骨端呈"毛尖状"改变，胫、腓骨下段骨破坏，踝关节间隙变窄，关节周围软组织内可见小碎骨片及钙化。（2）动脉壁钙化：糖尿病的动脉壁钙化在下肢较多见且明显，多为动脉壁全层钙化，钙化的血管影呈"树枝状"改变。（3）骨质破坏与骨吸收：骨密度减低，虫蚀样破坏，软组织肿胀。呈慢性病程，骨基质减少，骨质显著吸收，引起骨密度显著减低。治愈后可不留任何痕迹。（4）关节改变：主要表现为关节软骨破坏而导致软骨下骨质硬化、新骨增生，从而形成骨赘，骨赘断裂脱落形成游离体；关节间隙变窄，关节面不规则，关节脱位或半脱位，关节周围软组织肿胀等。（5）软组织改变：表现为软组织肿胀、层次不清，皮肤发黑、色素沉着、坏疽形成，有时可见深部溃疡的凹陷影。

第十三章　地方性骨病

习 题 部 分

一、名词解释

1. 氟骨症

2. 大骨节病

二、填空题

1. 氟骨症出现最早且最易见的标志是_____。

2. 由于氟中毒引起的慢性氟骨症，可分为_____和_____两种。

3. 大骨节病于 1849 年由俄国人发现并报告，称之为_____。

4. 大骨节病 X 线改变可分为四型，即_____、_____、_____和_____。

三、是非判断题

1. 慢性氟骨症主要 X 线表现是骨质硬化。（　　　）

2. 慢性氟骨症特征性 X 线表现是脊椎呈"竹节样"改变。（　　　）

3. 大骨节病主要侵犯骨骼应处于生长发育期的儿童和青少年。（　　　）

4. 大骨节病又名"柳拐子病"，是病因已经明确的地方性、多发性、变形性骨关节病。（　　　）

四、单项选择题（在备选答案中选择 1 个最佳答案，并把标号写在题后的括号内）

1. 氟骨症骨质结构改变最显著的部位是（　　　）

　　A. 上肢骨　　　　　　　　B. 下肢骨　　　　　　　　C. 头颅骨

　　D. 躯干骨　　　　　　　　E. 全身骨

2. 氟骨症主要 X 线表现为（　　　）

　　A. 骨质疏松　　　　　　　B. 骨质软化　　　　　　　C. 骨质硬化

　　D. 生长障碍线　　　　　　E. 骨质坏死

3. 关于氟骨症，下述哪项是错误的（　　　）

　　A. 氟斑牙是氟骨症出现最早且最易见的标志

B. 氟骨症有特异的临床症状

C. 血清碱性磷酸酶增高，血钙、血磷可正常

D. 地方性氟骨症年轻患者早期改变可能为骨质疏松

E. 各年龄组均可发病

4. 大骨节病骨骼变化最早且最显著的部位是（　　　）

A. 手部   B. 腕骨   C. 髋关节

D. 踝关节   E. 膝关节

5. 大骨节病发病部位主要是（　　　）

A. 髋关节   B. 肩关节   C. 膝关节

D. 腕关节   E. 指关节

6. 有关大骨节病的描述，不正确的是（　　　）

A. 主要发生在山区或半山区

B. 以儿童、少年多见

C. 病变常为双侧性

D. 四肢近端关节的改变最明显

E. 病程一般均较缓慢

五、多项选择题（在备选答案中有 2 ~ 5 个是正确的，将其全部选出并把标号写在题后的括号内，错选或漏选不给分）

1. 氟骨症主要 X 线表现为（　　　）

A. 干骺端骨质疏松、骨骺模糊

B. 骨质极度致密硬化

C. 骨质疏松

D. 韧带显著骨化

E. 骨质坏死

2. 大骨节病 X 线分型包括（　　　）

A. 干骺型   B. 骨干型   C. 干骺 - 骨骺型

D. 骨关节型   E. 骨端型

六、问答题

1. 氟骨症的 X 线表现包括哪些？

2. 大骨节病有哪些 X 线表现？

答案部分

一、名词解释

1. 氟骨症是由于地区性水质、土壤或大气中含氟量过高，以致机体长期过量吸收氟化物而引起的慢性骨病。

1. 大骨节病是一种以关节软骨和骺软骨变性与坏死为基本病变的地方性骨关节病。

二、填空题

1. 氟斑牙

2. 地方性　职业性

3. 卡辛－贝克病

4. 干骺型　干骺－骨骺型　骨端型　骨关节型

三、是非判断题

1. √　2. ×　3. √　4. ×

四、单项选择题

1. E　2. C　3. B　4. A　5. E　6. D

五、多项选择题

1. ABCD　2. ACDE

六、问答题

1. 答：氟骨症的X线表现包括：（1）骨质硬化：通常发生于躯干骨，骨盆较为显著，四肢较少见。早期骨小梁交叉点骨质增多，呈砂砾样，随后可见骨纹理增粗交织成网眼，呈粗纱布样；严重者表现为广泛骨质硬化，但结构多较模糊。（2）骨质疏松：为早期唯一的影像学表现。表现为骨质密度减低、骨皮质变薄，骨小梁稀疏减少，椎体密度减低并呈"双凹样"变形。（3）骨质软化：常见于脊椎与骨盆，表现为骨质密度减低，骨纹理模糊，骨小梁减少，椎体变扁或"双凹样"畸形，骨盆缩窄并可有假骨折线出现。（4）软组织钙化及骨化：多见于骨间膜、韧带和肌腱，椎旁韧带钙化可形成"竹节样"改变。尺桡骨和胫腓骨的骨间膜钙化最为显著。（5）骨发育障碍：可引起骨间断生长，出现髂骨翼、坐骨结节和四肢长骨干骺端的生长障碍线。可有骨龄滞后及骨骼畸形。（6）关节退行性变：多发生于肘关节和髋关节。可直接引起关节软骨变性、坏死，关节囊、肌腱、韧带及骨间膜附着处的纤维软骨增生、骨化。

2. 答：大骨节病的X线表现包括：（1）干骺型：见于3～8岁，二次骨化中心出现之前。临床症状轻微，病变局限，表现为干骺端凹陷、模糊，呈"波浪状"或"锯齿样"。（2）干骺－骨骺型：见于二次骨化中心出现之后，骨骺与干骺端闭合前。表现为干骺端临时钙化带致密、增宽、凹陷；骨骺病变晚于干骺端，其边缘模糊，可出现碎裂现象，骨骺可陷入内凹的干骺端中央，干骺端向两侧膨大形成尖角；干骺端与骨骺早期闭合。（3）骨端型：在骨骺干骺端闭合前、后，10～18岁发病，见于没有骨骺的骨端或骨骺干骺端已闭合的骨。病变部位主要是骨端的关节软骨坏死。早期表现为骨性关节面变薄、模糊、中断消失，随后反应性增生使骨端出现部分硬化，形成类似"烟灰样"改变；最终骨端肥大，骨性关节面平直或凹陷，可有硬化。（4）骨关节型：见于17～25岁，骨骺线闭合以后，主要表现为软骨坏死后修复和代偿性增生；全身各部位都可发生，主要累及四肢大关节，多发、对称；表现为骨端膨大，中央凹陷，关节间隙常变窄，骨质增生、硬化、囊变，有时可见关节内游离体；跟骨短缩是此型大骨节病区别于其他关节退行性变的重要依据。

第十四章　软组织疾病

习 题 部 分

一、名词解释

　　1. 骨化性肌炎

　　2. 进行性骨化性肌炎

二、填空题

　　1. 骨化性肌炎常分为＿＿＿＿＿＿＿＿和＿＿＿＿＿＿＿＿两大类型。

　　2. 血管瘤根据血管腔的大小和血管类型分为＿＿＿＿＿、＿＿＿＿＿、＿＿＿＿＿和＿＿＿＿＿。

　　3. MRI 上"靶征"为＿＿＿＿＿＿肿瘤的一种特异性改变。

三、是非判断题

　　1. 局限性骨化性肌炎的诊断必须于软组织肿块内见到有骨结构方可确定。（　　　）

　　2. 进行性骨化性肌炎属常染色体隐性遗传病。（　　　）

　　3. 软组织血管瘤可使骨骼产生压迫性骨质破坏。（　　　）

　　4. 神经鞘瘤和神经纤维瘤可以从 MRI 表现上进行区分。（　　　）

　　5. "纽扣状"钙化为软组织血管瘤特征性 X 线征象。（　　　）

　　6. MRI 对钙化显示较 X 线平片和 CT 更清楚。（　　　）

四、单项选择题（在备选答案中选择 1 个最佳答案，并把标号写在题后的括号内）

　　1. 关于骨化性肌炎的论述，错误的是（　　　）

　　　　A. 为软组织内一种反应性非肿瘤性病变

　　　　B. 一类发生于肌组织内的异位骨化

　　　　C. 病因尚不明确

　　　　D. 可分为局限性骨化性肌炎和进行性骨化性肌炎

　　　　E. 容易发生恶变

　　2. 外伤性骨化性肌炎以哪个部位最常见（　　　）

    A. 肩部   B. 肘部   C. 大腿

    D. 腹部   E. 小腿

3. 进行性骨化性肌炎以哪个部位的肌肉最常累及 （　　）

    A. 颈项和椎旁肌肉   B. 肩带和上肢近端肌肉   C. 骨盆肌肉

    D. 头颈部肌肉   E. 下肢近端肌肉

4. 下列何种病变的钙化呈"纽扣"状 （　　）

    A. 寄生虫钙化   B. 血管瘤钙化   C. 脂肪瘤钙化

    D. 肌腱钙化   E. 血肿钙化

5. 下列哪项与多发性神经纤维瘤的诊断无关 （　　）

    A. 皮肤咖啡样色素斑   B. 多发 Schmorl 结节   C. 皮肤肿块

    D. 骨骼压迫性骨质缺损   E. 骨骼过度生长畸形

6. 下列哪项不属于软组织血管瘤的 CT 典型表现 （　　）

    A. 软组织内有钙化的静脉石影

    B. 增强效应显著

    C. 附近骨骼可有改变

    D. 软组织内有环形或斑点状钙化

    E. 平扫呈不均匀低密度影像

7. 检查软组织病变的最佳方法是 （　　）

    A. 常规 X 线   B. CT   C. MRI

    D. DSA   E. 放射性核素显像

8. 进行性骨化性肌炎的临床表现，哪项不正确 （　　）

    A. 又称进行性骨化性纤维结构不良

    B. 为一种少见的慢性进行性致死性疾病

    C. 属常染色体显性遗传病

    D. 多见于女性，一般幼儿时期发病

    E. 病变始于背部肌肉，逐渐蔓延到上肢、脊柱旁及下肢

9. 下列哪项不符合局限性骨化性肌炎的描述 （　　）

    A. 多发于青年男性   B. 多数无外伤史   C. 好发于易受伤部位

    D. 早期受伤部位可出现肿胀和疼痛

    E. 可触及压痛和肿块，邻近关节活动受限

10. 下述局限性骨化性肌炎 X 线表现，哪项有误 （　　）

    A. 不同阶段有不同表现

    B. 典型表现为软组织肿块内见骨结构

C. 早期受累部位出现肿胀和软组织肿块

D. 伤后 1 周病灶都可见密度不均的钙化

E. 病灶周缘有时可见壳状骨性轮廓

11. 下述局限性骨化性肌炎的 CT 表现，哪项不正确 （　　　）

    A. 对病变定位比 X 线平片更准确

    B. 可发现 X 线平片不能显示的软组织内高密度影

    C. 病灶中心区域密度最高

    D. 病灶外围区域密度最高

    E. 病灶中心区域密度最低

12. 关于局限性骨化性肌炎 MRI 表现，哪项有误 （　　　）

    A. 早期软组织肿胀 T_1WI 呈低信号，T_2WI 呈弥漫高信号

    B. 早期病变增强后可见环形强化

    C. 中期病变中央区域 T_2WI 或 T_2WI 脂肪抑制序列均呈高信号

    D. 中期病变中央区域 T_2WI 或 T_2WI 脂肪抑制序列均呈低信号

    E. 钙化或骨化部分 T_1WI 及 T_2WI 上均呈低信号

13. 局限性骨化性肌炎与皮质旁骨肉瘤的鉴别诊断，哪项有误 （　　　）

    A. 前者通常有外伤史，后者通常无外伤史

    B. 前者肿块内可见到骨结构，后者无骨结构

    C. 前者中央密度高，后者外围密度高

    D. 前者中央密度低，后者外围密度低

    E. 前者邻近骨未见骨质破坏，后者邻近骨可有骨质破坏

14. 关于软组织脂肪瘤的论述，正确的是 （　　　）

    A. 儿童发病多见　　　　　　B. 可发生于身体任何部位　　C. 病灶均呈单发性

    D. X 线所见病变密度较低，与周围组织界限不清

    E. 术后容易复发

15. 软组织脂肪瘤典型的 MRI 信号为 （　　　）

    A. T_1WI 为低信号，T_2WI 为低信号

    B. T_1WI 为高信号，T_2WI 为高信号

    C. T_1WI 为低信号，T_2WI 为高信号

    D. T_1WI 为高信号，T_2WI 为低信号

    E. T_1WI 为高信号，T_2WI 为等信号

16. 有关软组织脂肪瘤的 MRI 表现，错误的是 （　　　）

    A. T_1WI 为高信号

B. T$_2$WI 信号强度高于肌肉

C. STIR 序列为高信号

D. MRI 表现具有特异性

E. 病变周围边界清晰

17. 软组织血管瘤可靠的影像学检查是 （　　　）

A. X 线平片　　　　　B. CT　　　　　C. MRI

D. DSA　　　　　E. 彩超

18. 软组织血管瘤 MRI 最有价值的征象为 （　　　）

A. 短 T$_2$ 低信号环　　　B. 短 T$_1$、长 T$_2$ 病变　　　C. 占位效应明显

D. 流空现象明显　　　E. 短 T$_1$、短 T$_2$ 病变

五、多项选择题（在备选答案中有 2~5 个是正确的，将其全部选出并把标号写在题后的括号内，错选或漏选不给分）

1. 软组织脂肪瘤多见于下述哪些部位 （　　　）

A. 颈部　　　　　B. 肩部　　　　　C. 背部

D. 臀部　　　　　E. 纵隔

2. 进行性骨化性肌炎的临床表现，哪些为正确 （　　　）

A. 男性较为多见

B. 青年时期开始发病

C. 颈项和椎旁肌肉最常受累

D. 早期病变区有局部肿胀、疼痛伴全身发热

E. 后期躯干和四肢可出现严重畸形

3. 有关神经鞘瘤的描述，正确的有 （　　　）

A. 又称为 Schwann 细胞瘤

B. 为最常见的外周神经肿瘤

C. 可发生于人体任何部位

D. 男性发病率远高于女性

E. 好发年龄为 20~50 岁

4. 下述符合神经纤维瘤临床表现的有 （　　　）

A. 好发年龄为 50~70 岁　　　B. 男女发病率相等　　　C. 可单发，也可多发

D. 皮肤或皮下组织肿块沿神经长轴分布

E. 病灶较小时可无明确症状

5. 有关神经源性肿瘤 MRI 表现的论述，正确的有 （　　　）

    A. 神经鞘瘤与神经纤维瘤表现相似，两者较难区分

    B. T_1WI 呈均匀低或等信号

    C. T_2WI 呈高、低混杂信号，与其成分有关

    D. 增强后肿瘤实质强化显著，出血和囊变区无强化

    E. "靶征"为其特异性改变

6. 纤维瘤的发病特点包括（　　　）

    A. 由分化良好的皮下结缔组织构成

    B. 发生于体内任何部位

    C. 儿童较成人多见

    D. 肿瘤大小不等，边缘清楚，质地较硬

    E. 瘤体生长缓慢，极易发生恶变

7. 纤维瘤 MRI 表现特点包括（　　　）

    A. 平扫为边界清晰的圆形或不规则形软组织肿块，信号可不均匀

    B. T_1WI 呈与骨骼肌相似的低信号，若富含黏液则呈高信号

    C. T_2WI 呈介于骨骼肌与脂肪之间的信号

    D. 增强扫描呈轻至中度强化，强化不均匀

    E. 增强扫描呈显著强化但不均匀

六、问答题

1. 简述进行性骨化性肌炎的影像学表现。
2. 简述血管瘤的 MRI 表现。

答案部分

一、名词解释

1. 为软组织内一种反应性非肿瘤性病变，是一类发生于肌组织内的异位骨化和沉积性疾病。病因尚不明确，通常将其分为局限性骨化性肌炎和进行性骨化性肌炎。

2. 又称进行性骨化性纤维结构不良，是一种少见的慢性进行性致死性疾病，属常染色体显性遗传病。

二、填空题

1. 局限性骨化性肌炎　进行性骨化性肌炎

2. 毛细血管瘤　海绵状血管瘤　静脉性血管瘤　混合性血管瘤

3. 神经源性

三、是非判断题

1. ×　2. ×　3. √　4. ×　5. √　6. ×

四、单项选择题

1. E　2. B　3. A　4. B　5. B　6. D　7. C　8. D　9. B　10. D　11. C

12. D　13. C　14. B　15. B　16. C　17. D　18. D

五、多项选择题

1. ABCD　2. ACE　3. ABCE　4. BCDE　5. ABCDE　6. ABD　7. ABCD

六、问答题

1. 答：（1）X 线表现：急性期软组织肿胀，X 线检查多无阳性征象。数周后受累部位出现斑点状、条状或不规则形钙化，逐渐融合成大片状致密影，与肌束、肌腱或韧带走行方向一致。骨化后可见骨小梁样结构。关节周围软组织钙化，可导致关节强直。（2）CT 表现：病变肌群萎缩，其内见点状、条状钙化或骨化，与肌束、肌腱或韧带走行方向一致。最终，全部肌肉或肌群呈板层样骨结构。（3）MRI 表现：受累肌群萎缩。骨化和钙化于 T_1WI 及 T_2WI 序列均呈低信号。

2. 答：海绵状血管瘤充满血液，T_1WI 多呈不均匀低或等信号，T_2WI 呈不均匀高信号，无明显"流空现象"及占位效应。其内的脂肪组织在 T_1WI、T_2WI 均呈散在的点状高信号，静脉石及钙化则呈低信号，亚急性慢性反复出血者分别表现为 T_1WI、T_2WI 呈不规则斑点状、片状高信号及含铁血黄素沉积引起的 T_2WI 低信号环。增强扫描血管成分有明显强化，非血管性成分强化不明显。

第十五章 骨伤科疾病的介入治疗

习题部分

一、名词解释

1. 臭氧髓核消融术
2. 经皮椎间盘切吸术
3. 经皮椎间盘激光减压术
4. 经皮椎体成形术
5. 经皮椎体后凸矫形术

二、填空题

1. 应用于骨伤科疾病的介入诊疗技术包括血管性和非血管性，前者常用诊疗技术有＿＿＿＿＿＿、＿＿＿＿＿＿、＿＿＿＿＿＿。

2. 椎间盘突出症的介入治疗技术方法有＿＿＿＿＿、＿＿＿＿＿、＿＿＿＿＿。

3. 骨肿瘤经动脉灌注化疗的灌注方式有＿＿＿＿＿＿＿、＿＿＿＿＿＿＿。

三、是非判断题

1. 骨伤科疾病应用血管性介入诊疗必须有 DSA 功能的 X 线机作为引导设备。（   ）

2. 确诊为腰椎间盘突出症经 3 周以上保守治疗无效者可采用臭氧髓核消融术。
（   ）

3. 存在明显椎管狭窄的腰椎间盘突出症不能采用经皮椎间盘切吸术。（   ）

4. 介入诊疗对于不同出血血管的栓塞应分类选择栓塞剂，防止肢体缺血性坏死。
（   ）

四、单项选择题 （在备选答案中选择 1 个最佳答案，并把标号写在题后的括号内）

1. 下列哪项不是臭氧髓核消融术的适应证（   ）
   A. 有明显的坐骨神经痛   B. 直腿抬高试验阳性   C. 皮肤感觉异常
   D. 跛行   E. 存在髓核脱出、碎裂或游离

2. 下列哪项属于经动脉灌注化疗的适应证（   ）
   A. 感染性发热
   B. 不宜手术治疗的原发性骨肿瘤

C. 终末期恶性肿瘤

D. 严重恶病质

E. 明显出血倾向者

3. 下列哪项适合开展肿瘤血管造影诊断（　　　）

A. 严重恶病质患者　　　　B. 碘对比剂过敏者　　　　C. 早期骨肉瘤

D. 有明显出血倾向者　　　　E. 恶性肿瘤终末期

4. 下列哪种情形适合经皮椎体后凸矫形术治疗（　　　）

A. 无症状的椎体骨质疏松或塌陷

B. 广泛的椎体转移瘤所致骨质破坏

C. 无症状的椎体塌陷

D. 穿刺局部存在感染

E. 陈旧性椎体压缩骨折所致脊椎后凸畸形

5. 对于经皮椎体成形术的效果评价，哪项错误（　　　）

A. 骨水泥注入病变椎体后，可恢复椎体强度

B. 骨水泥注入病变椎体后，可恢复椎体稳定性

C. 骨水泥聚合时产生热量，可使神经末梢变性而止痛

D. 骨水泥单体具有细胞毒性，常对患者产生毒性反应

E. 骨水泥聚合产热可致瘤细胞坏死而发挥局部抗肿瘤作用

五、多项选择题（在备选答案中有 2～5 个是正确的，将其全部选出并把标号写在题后的括号内，错选或漏选不给分）

1. 经皮椎间盘切吸术的禁忌证包括（　　　）

A. 合并有显著椎管狭窄的椎间盘突出症

B. 已行椎间盘手术者

C. 存在明显椎体滑脱需要手术者

D. 患者有严重心脑血管疾病

E. 对青霉素过敏者

2. 关于影像学导向穿刺活检，下列哪些项叙述正确（　　　）

A. 可用于不明原因的骨质病变，以明确病变性质

B. 明显出血倾向者应列为禁忌

C. 可不受身体健康因素影响

D. 能够实现精准定位，诊断准确率较高

E. 活检操作简便、安全

3. 下列哪些属于颗粒性栓塞剂 （　　　）

    A. 聚乙烯醇　　　　　　　B. 超液化碘油　　　　　　C. 弹簧钢圈

    D. 明胶海绵　　　　　　　E. 栓塞微粒球

4. 下列哪些疾病可采用经皮椎体成形术治疗 （　　　）

    A. 骨质疏松伴椎体压缩性骨折

    B. 广泛椎体转移瘤所致骨质破坏

    C. 无症状的椎体骨质疏松

    D. 孤立性骨髓瘤

    E. 椎体血管瘤

六、问答题

1. 简述骨关节创伤合并血管损伤介入诊疗的适应证。

2. 简述骨肿瘤经导管栓塞治疗应注意的技术要点。

答案部分

一、名词解释

1. 亦称臭氧髓核溶解术，是通过注射少量臭氧气体，使髓核组织脱水萎缩，达到使椎间盘减压目的的介入治疗方法。

2. 是通过机械的方法将部分髓核组织切吸出来，使椎间盘内压力减低，突出组织回纳，从而减轻或解除对神经根的压迫，达到治疗目的的介入治疗方法。

3. 是利用激光作用于椎间盘髓核组织，使其变性、凝固和部分汽化，以降低髓核腔内压力，从而减轻或解除对神经根的压迫，达到治疗目的的介入治疗方法。

4. 是指经皮通过椎弓根等部位向椎体内注入骨水泥等物质以达到增加椎体强度和稳定性，防止塌陷，消除或缓解疼痛等目的的微创治疗技术。

5. 亦称经皮椎体后凸成形术，是在经皮椎体成形术基础上发展而来的新技术，除了能够起到如经皮椎体成形术那样的止痛和强化、稳定椎体的治疗效果外，还可恢复已经被压缩的椎体高度，矫正后凸畸形。

二、填空题

1. 经血管药物灌注术　经血管栓塞术　血管成形术

2. 臭氧髓核消融术　经皮椎间盘切吸术　经皮椎间盘激光减压术

3. 一次性冲击性药物灌注　长期性药物灌注

三、是非判断题

1. √　2. ×　3. √　4. √

四、单项选择题

1. E　2. B　3. C　4. E　5. D

五、多项选择题

1. ABCD　2. ABDE　3. ADE　4. ADE

六、问答题

1. 答：有明确外伤史，临床症状与体征、实验室检查指标以及影像学检查符合血管损伤引起明显循环障碍者。如开放性伤口出血不止，闭合性损伤局部肿胀进行性加重，发生失血性休克表现、血红蛋白进行性下降，影像学检查提示血管破裂、离断、闭塞等。对于外伤后欲行带血管皮瓣移植病例或临床已经诊断有血管损伤，但需明确血管损伤具体位置和程度的病例，亦属适应证。

2. 答：（1）插管到位：对于导管准确到位的要求比经动脉灌注化疗还要严格，即必须将导管头端准确插入病灶的目标血管，并须经血管造影证实位置合适后，才能实施栓塞。（2）严防误栓：栓塞剂注入的全过程均应处于影像学设备的密切监视下，通过血液流率控制等技术手段保障栓塞剂单向流入目标血管，严防栓塞剂反流进入其他血管而引起肢体缺血或器官坏死等严重不良后果。

模拟测试题 （一）

一、名词解释 （每题 2 分，共 10 分）

1. 骨质破坏
2. 马德隆畸形
3. 肿瘤骨
4. Monteggia 骨折
5. 星芒征

二、填空题 （每空 1 分，共 20 分）

1. 躯干和四肢骨属于_____成骨，颅顶骨属于_____成骨。
2. 正常股骨颈干角为_____，此角减小即为_____。
3. 根据骨折线是否贯穿整个骨的横径可分为_____和_____。
4. 骨转移瘤依据 X 线表现可分为_____、_____和_____三型。
5. 痛风按病变进行时期，可分为以下三期：_____、_____和_____。
6. 生长激素分泌过多，于儿童期骨骺闭合前可引起_____，而于成人期则引起_____。
7. 关节脱位可造成骨内血供中断，晚期出现_____或_____。
8. 根据骨化性肌炎的发病机制，可分为_____和_____两类。
9. 四肢骨与关节经 CT 扫描后应分别以_____窗及_____窗进行摄片。

三、是非判断题 （每空 1 分，共 10 分）

1. 成骨不全发病年龄越早，病变越严重；随着年龄增长，病情逐渐减轻。（   ）
2. 伸直型肱骨髁上骨折的骨折线走向多数为后下斜向前上。（   ）
3. 骨纤维异常增殖症颅骨改变以骨质增生为主，类似囊状改变者少见。（   ）
4. 由于骨骺板的屏障作用，干骺端结核不易穿破骨骺板而侵及骨骺和关节。（   ）
5. 急性化脓性骨髓炎于发病 2 周内通过影像学检查可看到骨质改变。（   ）
6. 类风湿关节炎最常累及手的远侧指间关节。（   ）
7. 甲旁亢所致纤维囊性骨炎可累及全身任何骨骼。（   ）
8. "纽扣状"钙化为血管瘤特征性 X 线表现。（   ）
9. 跟骨粗隆骨骺密度增高即可诊断为足踝部缺血性坏死。（   ）
10. 根据 CT 值可以对骨伤科病变做出定性诊断。（   ）

四、单项选择题 (在备选答案中选择 1 个最佳答案，并把标号写在题后的括号内，每题 1 分，共 25 分)

1. 对骨代谢影响最大的维生素是 (　　　)

   A. 维生素 A   B. 维生素 B   C. 维生素 C

   D. 维生素 D   E. 维生素 K

2. 一定单位体积内骨组织有机成分正常，而钙盐含量减少，见于 (　　　)

   A. 骨质破坏   B. 骨质疏松   C. 骨质软化

   D. 骨质坏死   E. 骨质增生硬化

3. 骨膜反应可见于 (　　　)

   A. 骨软骨瘤   B. 外伤性骨折   C. 骨巨细胞瘤

   D. 软骨瘤   E. 骨髓瘤

4. 有关椎弓崩裂的诊断知识，下述错误的是 (　　　)

   A. 最多发生于第五腰椎   B. 常为双侧性   C. 椎弓根显示带状裂隙

   D. 常合并有椎体滑脱   E. 侧位片显示最清楚

5. 马德隆畸形发生的原因是 (　　　)

   A. 桡骨远端内侧骨骺发育障碍

   B. 桡骨远端外侧骨骺发育障碍

   C. 桡骨近端骨骺发育障碍

   D. 尺骨远端内侧骨骺发育障碍

   E. 尺骨远端外侧骨骺发育障碍

6. 对脊柱结核的检查，CT 优于 X 线平片在于能够显示 (　　　)

   A. 椎间隙变窄   B. 骨质破坏   C. 骨质增生

   D. 钙化   E. 椎管内脓肿

7. 关于先天性髋关节脱位的叙述，错误的是 (　　　)

   A. 为较多见先天畸形，常单侧发病

   B. 女性多发，为男性的 5～10 倍

   C. Trendelenburg 征阳性

   D. X 线检查首选髋关节造影

   E. 股骨头骨骺位于 Perkin 方格的外上象限内

8. 关于软骨发育不全的叙述中，哪项是错误的 (　　　)

   A. 主要发生于软骨内成骨的骨骼

   B. 是短肢型侏儒症最多见的一种

   C. 具有遗传性，为常染色体显性遗传

D. X 线表现以四肢长骨变化最为明显

E. 女性患者较多

9. 指出下列描述中，哪项不属于软组织血管瘤的 CT 典型表现（　　）

　　A. 软组织内有钙化的静脉石影

　　B. 增强效应显著

　　C. 附近骨骼可有改变

　　D. 软组织内有环形或斑点状钙化

　　E. 平扫呈不均匀低密度影像

10. 关于骨髓瘤，下列哪项错误（　　）

　　A. 是恶性骨肿瘤中较常见的一种

　　B. 病变好发于脊椎、肋骨、颅骨和骨盆

　　C. 病变多为圆形且边缘清楚的"穿凿状"溶骨性破坏

　　D. 常见骨膜反应及软组织肿块

　　E. 一般以 40 岁以上中老年人多见

11. 肱骨外科颈骨折最常见的骨折类型是（　　）

　　A. 外展型　　　　　　　　B. 内收型　　　　　　　　C. 裂缝型

　　D. 青枝型　　　　　　　　E. 伸展型

12. 化脓性骨髓炎的基本 X 线征象，哪项最具有特征性（　　）

　　A. 骨膜反应

　　B. 病理性骨折

　　C. 骨质破坏与增生同时并存

　　D. 骨轮廓增粗、变形

　　E. 软组织肿胀

13. 软组织脂肪瘤典型的 MRI 信号为（　　）

　　A. T_1WI 为低信号，T_2WI 为低信号

　　B. T_1WI 为高信号，T_2WI 为高信号

　　C. T_1WI 为低信号，T_2WI 为高信号

　　D. T_1WI 为高信号，T_2WI 为低信号

　　E. T_1WI 为高信号，T_2WI 为中等信号

14. 骨性关节强直常见于（　　）

　　A. 慢性风湿性关节炎　　　B. 关节结核　　　　　　　C. 类风湿关节炎

　　D. 退行性骨关节病　　　　E. 化脓性关节炎

15. 股骨头缺血性坏死的"双线征"是指（　　）

A. T_2WI 时，内侧高信号、外侧低信号的两条平行线

B. T_1WI 时，内侧高信号、外侧低信号的两条平行线

C. T_2WI 时，外侧高信号、内侧低信号的两条平行线

D. T_1WI 时，两条并行的高信号带

E. T_2WI 时，两条并行的高信号带

16. 下列哪项对软骨母细胞瘤具有诊断价值（　　　）

A. 好发于青少年

B. 常见于四肢长骨骨骺

C. 偏心性圆形或类圆形骨质透亮区

D. 病灶内斑点状、云絮状钙化

E. 皮质变薄呈壳状

17. 良性骨巨细胞瘤的 X 线所见，请选出错误的一项（　　　）

A. 好发于四肢长骨的骨端

B. 早期呈偏心性骨质破坏

C. 典型者呈"肥皂泡样"改变

D. 周围可见薄层骨壳形成

E. 邻近有针样肿瘤骨

18. 指出成骨肉瘤描述中错误的一项（　　　）

A. 为起源于间叶组织常见的恶性肿瘤

B. 好发年龄为 10～25 岁

C. 临床主要表现为疼痛、肿胀及功能障碍

D. 通过测定酸性磷酸酶可帮助诊断

E. 除四肢长骨外，扁骨也可有成骨肉瘤

19. 成骨型骨转移瘤的原发病灶，下列哪种最常见（　　　）

A. 肾癌　　　　　　　　B. 甲状腺癌　　　　　　C. 胃癌

D. 前列腺癌　　　　　　E. 肺癌

20. 股骨头骨骺缺血性坏死早期有诊断意义的 X 线征象是（　　　）

A. 骨骺形态变小　　　　B. 骨骺密度均匀性增高　　C. 髋关节间隙变窄

D. 先期钙化带不规则　　E. 软骨下半月形透亮区

21. 退行性骨关节病 X 线所见不包括（　　　）

A. 骨性关节面硬化，边缘骨赘形成

B. 关节间隙不对称狭窄

C. 关节软骨下假囊肿

　　　D. 关节强直

　　　E. 关节半脱位

22. 对怀疑佝偻病患儿 X 线检查首选的部位是（　　　）

　　　A. 腕部　　　　　　　　B. 胸部　　　　　　　　C. 膝部

　　　D. 头颅　　　　　　　　E. 肘部

23. 男，19 岁，CT 发现左胫骨近侧干骺端密度增高、骨皮质破坏，外侧可见软组织肿块，肿块内有云絮状肿瘤骨。最有可能的诊断是（　　　）

　　　A. 软骨肉瘤　　　　　　B. 骨旁骨肉瘤　　　　　　C. 骨肉瘤

　　　D. 尤文肉瘤　　　　　　E. 恶性巨细胞瘤

24. 有关骨转移瘤病变，下述错误的是（　　　）

　　　A. 发病率仅次于肺及肝脏转移

　　　B. MRI 的检出有高度的敏感性

　　　C. MRI 诊断的依据是观察到骨髓水肿

　　　D. 病变多为 T_1WI 低信号，T_2WI 高信号

　　　E. 注射 Gd – DTPA 可增强

25. MRI 对下列组织显示不佳的是（　　　）

　　　A. 韧带、肌肉　　　　　B. 出血、坏死　　　　　C. 水肿、肿块

　　　D. 钙化、骨化　　　　　E. 骨髓、软骨

五、多项选择题 （在备选答案中有 2～5 个是正确的，将其全部选出并把标号写在题后的括号内，错选或漏选不给分。每题 1 分，共 15 分）

1. 下列哪些因素对骨骼生长有影响（　　　）

　　　A. 人体运动和力的作用

　　　B. 内分泌腺分泌的激素

　　　C. 小肠和肾脏功能

　　　D. 食物中蛋白质及钙、磷的含量

　　　E. 维生素 E

2. 有关半椎体的描述，正确的是（　　　）

　　　A. 可累及一个或数个椎体

　　　B. 邻近椎体常显示一侧性代偿性增大

　　　C. 胸椎半椎体往往合并肋骨分节畸形

　　　D. 多发半椎体可造成躯干型侏儒症

　　　E. 背侧或腹侧半椎体必须拍侧位片观察

3. 正常足月新生儿，不能见到化骨核的部位是（　　　）

    A. 股骨近端　　　　　　B. 肱骨近端　　　　　　C. 股骨远端

    D. 胫骨近端　　　　　　E. 胫骨远端

4. 骨质软化症的 X 线表现为（　　　）

    A. 骨皮质变薄　　　　　B. 骨小梁变细　　　　　C. 骨轮廓增粗

    D. 骨密度减低　　　　　E. 骨结构模糊

5. 符合骨斑点症临床 X 线表现的叙述包括（　　　）

    A. 为常染色体隐性遗传性骨病

    B. 脊椎、肋骨为好发部位

    C. 临床多无特殊症状和体征，多系偶然发现

    D. 病灶常多发，呈两侧对称性分布

    E. 可合并蜡泪样骨病和条纹状骨病

6. 股骨头缺血性坏死的 CT 表现为（　　　）

    A. "星芒征"消失　　　　B. 点片状密度增高影　　　C. 关节面塌陷

    D. "双线征"　　　　　　E. 股骨头碎裂

7. 下列哪些属于骨折的间接征象（　　　）

    A. 软组织血肿　　　　　B. 肱骨前倾角变小　　　C. 骨小梁扭曲或紊乱

    D. 关节积血征　　　　　E. 骨碎片脱落

8. 伸直型桡骨远端骨折的移位特点有（　　　）

    A. 远折端向背侧移位　　B. 远折端向桡侧移位　　C. 骨折端向掌侧成角

    D. 骨折端向背侧成角　　E. 掌倾角变小

9. 关于外展型股骨颈骨折的描述，正确的有（　　　）

    A. 骨折稳定性好　　　　B. 血运相对破坏大　　　C. 骨折局部剪切力大

    D. Linton 角小于 60°　　E. 容易并发股骨头缺血性坏死

10. 髋关节结核的 X 线表现，哪些是正确的（　　　）

    A. 早期闭孔内肌和闭孔外肌及关节囊肿胀

    B. 骨质早期改变为不同程度的骨质疏松

    C. 髋臼上缘和股骨头 - 颈部可出现局限性骨质破坏

    D. 股骨颈或股骨上段常见到骨膜反应

    E. 合并髋关节脱位者甚少见

11. 胫骨结节骨软骨炎 X 线表现中，哪些是正确的（　　　）

    A. 髌韧带肥厚，髌下囊肿胀

    B. 髌韧带中见游离钙化及骨化影

  C. 胫骨结节舌状骨骺密度增高，伴有节裂

  D. 胫骨上端骨骺呈舌状隆突和不规则增大

  E. 胫骨结节干骺端骨质缺损

12. 骨盆 X 线片上，强直性脊柱炎与致密性髂骨炎的主要鉴别点为 （　　　）

  A. 强直性脊柱炎，关节间隙及双侧关节面不受累

  B. 致密性髂骨炎，关节间隙及双侧关节面不受累

  C. 致密性髂骨炎仅累及髂骨，骶骨骨质正常

  D. 强直性脊柱炎，关节间隙及双侧关节面均受累

  E. 致密性髂骨炎，关节间隙及双侧关节面均受累

13. 氟骨症的主要 X 线表现为 （　　　）

  A. 干骺端骨质疏松、骨骺模糊

  B. 骨质极度致密硬化

  C. 骨质疏松

  D. 韧带显著骨化

  E. 骨质坏死

14. 下列哪些疾病 MRI 扫描可见到液 – 液平面 （　　　）

  A. 孤立性骨囊肿   B. 动脉瘤样骨囊肿   C. 骨巨细胞瘤

  D. 成骨肉瘤   E. 多发性骨髓瘤

15. 椎间盘突出症的 CT 征象包括 （　　　）

  A. 椎体后缘局限性软组织影

  B. 硬膜外脂肪受压、移位甚至消失

  C. 硬脊膜囊前缘受压内凹

  D. 椎间孔缩小

  E. 侧隐窝前后径缩短

六、问答题（每题 10 分，共 20 分）

1. 试述良、恶性骨肿瘤的 X 线鉴别诊断。

2. 试述化脓性脊椎炎和脊柱结核的鉴别诊断。

参考答案

一、名词解释

1. 正常骨组织被炎症或肿瘤组织取代，形成局部骨质的溶解吸收。

2. 属常染色体显性遗传病，为桡骨远端内侧骨骺发育障碍，而外侧骨骺和尺骨发育正常，致使桡骨缩短弯曲，下尺桡关节脱位和继发性腕骨排列异常等。

3. 是肿瘤细胞形成的分化不良性骨组织，表现为数量不等、形态多样、密度不均、排列紊乱的致密影。

4. 系尺骨上 1/3 骨折合并桡骨小头脱位。

5. 正常股骨头高密度的骨小梁排列成"星芒状"，从中央连续到骨皮质，称"星芒征"。

二、填空题

1. 软骨内　膜内

2. 110°～140°　髋内翻

3. 完全性骨折　不完全性骨折

4. 溶骨型　成骨型　混合型

5. 潜伏期　急性关节炎发作期　痛风石形成和慢性关节炎期

6. 巨人症　肢端肥大症

7. 骨缺血性坏死　骨性关节炎

8. 局限性骨化性肌炎　进行性骨化性肌炎

9. 骨　软组织

三、是非判断题

1. √　2. ×　3. √　4. ×　5. ×　6. ×　7. √　8. √　9. ×　10. ×

四、单项选择题

1. D　2. C　3. B　4. E　5. A　6. E　7. D　8. E　9. D　10. D　11. A

12. C　13. B　14. E　15. A　16. B　17. E　18. D　19. D　20. B　21. D

22. A　23. C　24. C　25. D

五、多项选择题

1. ABCD　2. ABCDE　3. ABE　4. ABDE　5. CDE　6. ABCDE　7. ABD　8. ABE

9. AD　10. ABC　11. ABCDE　12. CD　13. ABCD　14. ABC　15. ABCE

六、问答题

1. 答：①良性骨肿瘤形态规则，恶性骨肿瘤形态不规则。②良性骨肿瘤边缘清楚，恶性骨肿瘤边缘不清楚并呈浸润现象。③良性骨肿瘤骨皮质一般保持完整，恶性骨肿瘤骨皮质早期即可被累及破坏。④良性骨肿瘤一般无骨膜反应，恶性骨肿瘤有骨膜反应。⑤良性骨肿瘤周围软组织无肿块形成，恶性肿瘤周围软组织有肿块形成。⑥良性骨肿瘤生长缓慢，不会发生转移；恶性骨肿瘤生长迅速，可发生转移。

2. 答：①发病与病程：化脓性脊椎炎多见于成人，发病急骤，全身中毒症状重，病变进展快，以日、周计；脊柱结核多见于儿童，发病缓慢，全身中毒症状较轻，病变进展慢，以月、年计。②病变特征：化脓性脊椎炎可见骨质破坏及硬化，以增生硬化为主，可形成大而粗的骨桥；脊柱结核以慢性进行性骨质破坏为主，增生硬化少见，骨桥形成少且程度轻而出现晚。③椎体：化脓性脊椎炎常侵犯 1~2 个椎体，可见尖端相对之楔状硬化骨块形成；脊柱结核则常侵犯数个椎体，椎体被破坏而脊柱成角畸形。④附件：化脓性脊椎炎常累及，而脊柱结核很少侵犯。⑤椎间盘：化脓性脊椎炎椎间盘少见破坏，破坏后常易形成骨性融合，并可保持两椎体之高度；脊柱结核椎间盘常有破坏，但不易发生骨性融合。⑥死骨：化脓性脊椎炎很少见到死骨形成，脊柱结核常有砂粒状死骨及干酪样钙化形成。⑦椎旁脓肿：化脓性脊椎炎椎旁脓肿少见，而脊柱结核多见。

模拟测试题（二）

一、名词解释 (每题2分，共10分)

1. Shenton 线
2. 骨气臌
3. Codman 三角
4. Schmorl 结节
5. 双线征

二、填空题 (每空1分，共20分)

1. 长骨纵径生长在_____中进行，而横径的生长则在_____中进行。
2. 椎间盘主要由_____、_____及_____三部分组成。
3. Monteggia 骨折系指_____骨折合并_____脱位。
4. 发生于四肢、躯干的骨纤维异常增殖症有_____、_____、_____以及_____四种 X 线表现。
5. 强直性脊柱炎病变最先侵犯_____，为双侧对称性受累，向上逐渐扩展至脊柱。
6. 根据化脓性脊椎炎发病部位的不同，可分为_____、_____和_____三类。
7. 测量脊椎滑脱的方法很多，最常用_____方法进行测量。
8. 由于氟中毒引起的慢性氟骨症，可分为_____和_____两种。
9. CT 检查有两种主要方法，即_____和_____。

三、是非判断题 (每空1分，共10分)

1. 骨质软化是指单位体积内骨基质和矿物质含量同时减少。（　　）
2. 蜡泪样骨病好发于四肢，多侵犯单一肢体的一骨或数骨。（　　）
3. 滑膜型关节结核骨质破坏多发生在承重面。（　　）
4. 外展型股骨颈骨折 Linton 角增大，断端不稳定，骨折愈合率低。（　　）
5. 确诊为腰椎间盘突出症经 3 周以上保守治疗无效者可采用臭氧髓核消融术。（　　）
6. 类风湿关节炎病变常对称性地侵犯四肢大关节。（　　）
7. 糖尿病患者可出现的肯定并发症包括 Charcot 关节和骨溶解症。（　　）
8. 慢性氟骨症主要 X 线表现是骨质硬化。（　　）
9. 松质骨的破坏常表现为高信号的骨髓被较低信号或混杂信号所代替。（　　）

10. CT 值是物质密度的绝对值。（　　　）

四、单项选择题（在备选答案中选择 1 个最佳答案，并把标号写在题后的括号内，每题 1 分，共 25 分）

1. 儿童长管状骨由四部分组成，下列哪项不包括　（　　　）

    A. 骨骺　　　　　　　　B. 骨骺板　　　　　　　C. 干骺端

    D. 骨端　　　　　　　　E. 骨干

2. 先天性骨关节发育畸形与其他病理性骨关节病的主要区别在于前者（　　　）

    A. 骨质正常　　　　　　B. 骨骼增粗　　　　　　C. 位置改变

    D. 弯曲变形　　　　　　E. 数目多少

3. 脊椎椎弓峡部裂好发于何部位　（　　　）

    A. 颈椎　　　　　　　　B. 胸椎　　　　　　　　C. 胸腰椎

    D. 第五腰椎　　　　　　E. 尾椎

4. 关于先天性髋内翻，哪项不恰当　（　　　）

    A. 女性患者较多见

    B. 开始出现的症状主要是无痛性跛行

    C. Trendelenburg 征常呈阳性

    D. 股骨颈内下部分出现三角形骨碎片为特征性 X 线改变

    E. 骨骺角变小

5. 早期股骨头缺血性坏死较有价值的 CT 征象是（　　　）

    A. 髋关节间隙正常

    B. 股骨头形态和轮廓无改变

    C. 股骨头蘑菇状变形，股骨颈短缩

    D. "星芒征" 变形或消失

    E. 髋臼边缘增生

6. 软骨发育不全于脊椎具有诊断意义的 X 线征象是　（　　　）

    A. 椎间隙增宽　　　　　　B. 椎体变小，前缘呈楔形

    C. 脊椎后凸成角畸形　　　D. 椎弓根距离从腰椎1～5逐渐变小

    E. 椎体边缘不规则

7. 有关软组织脂肪瘤的 MRI 表现，错误的是　（　　　）

    A. T_1WI 为高信号　　　B. T_2WI 信号强度高于肌肉　　C. STIR 序列为高信号

    D. MRI 表现具有特异性　　E. 病变周围边界清晰

8. 石骨症椎体的特征性改变是　（　　　）

    A. 骨皮质增厚   B. 骨小梁模糊不清   C. "夹心椎"样改变

    D. 骨密度增高   E. 骨松质密度增高

9. Albright 综合征是指（　　　）

    A. 骨纤维异常增殖症合并性早熟、皮肤色素沉着

    B. 多发性内生软骨瘤合并血管瘤

    C. 髋臼发育不良合并髋关节脱位

    D. 糖尿病合并 Charcot 关节

    E. 缺指畸形合并牙齿发育不良

10. 下列骨折中，不属于完全性骨折的是（　　　）

    A. 横断骨折   B. 青枝骨折   C. 压缩骨折

    D. 螺旋形骨折   E. 斜形骨折

11. 骨折线从关节面开始经骨骺进入骺板属何种类型骨骺损伤（　　　）

    A. Salter – Harris Ⅰ 型   B. Salter – Harris Ⅱ 型   C. Salter – Harris Ⅲ 型

    D. Salter – Harris Ⅳ 型   E. Salter – Harris Ⅴ 型

12. 急性血源性骨髓炎多发病于（　　　）

    A. 骨骺   B. 干骺端   C. 骨干

    D. 骨皮质   E. 骨膜

13. 干骺端中心型结核的 X 线表现，哪一项有误（　　　）

    A. 早期表现为局限性骨质疏松

    B. 逐渐形成局限性锥形或类圆形骨质破坏区

    C. 病灶常跨越骨骺板而侵犯骨骺和关节

    D. 可见明显骨膜反应

    E. 病灶内可见砂粒样死骨

14. 骨样骨瘤的 X 线表现中，具有诊断意义的是（　　　）

    A. 好发于股骨和胫骨

    B. 瘤巢

    C. 病灶周围有骨质增生硬化

    D. 骨膜反应

    E. 钙化

15. 下列情况碱性磷酸酶可增高，但除外（　　　）

    A. 甲状旁腺功能亢进症   B. 成骨肉瘤   C. 畸形性骨炎

    D. 多发性骨髓瘤   E. 成骨型转移瘤

16. 下列哪项不是骨巨细胞瘤的 CT 征象（　　　）

A. 肿瘤呈膨胀性表现　　　B. 骨包壳有中断现象　　　C. 肿瘤内可见钙化

D. 肿瘤中心可见坏死、液化　　　E. 肿瘤边缘可见骨嵴

17. 关于骨化性肌炎的论述，错误的是（　　　）

A. 为软组织内一种反应性非肿瘤性病变

B. 一类发生于肌组织内的异位骨化

C. 病因尚不明确

D. 可分为局限性骨化性肌炎和进行性骨化性肌炎

E. 容易发生恶变

18. 脊椎退行性骨关节病基本 X 线改变不包括哪项（　　　）

A. 椎间盘退行性变　　　B. 椎体边缘骨赘形成　　　C. 椎间小关节退变

D. 韧带钙化或骨化　　　E. 腰大肌影膨隆

19. 佝偻病早期 X 线改变不包括（　　　）

A. 先期钙化带模糊、不规则

B. 干骺端两侧增宽，中央呈"杯口状"凹陷，边缘呈"毛刷状"

C. 干骺端横径轻度增大，骨小梁呈"毛刺状"

D. 骨骺与干骺端距离增宽

E. 骨干呈普遍性骨质疏松

20. 有关甲旁亢继发骨改变的叙述，下列哪项不恰当（　　　）

A. 所有甲旁亢患者都有骨改变

B. 骨骼改变通常是多骨受累

C. 部分患者可并发自发性骨折

D. 指骨骨膜下骨质吸收最有诊断意义

E. 牙颌骨硬板消失并非特征性表现

21. 大骨节病发病部位主要是（　　　）

A. 髋关节　　　B. 肩关节　　　C. 膝关节

D. 腕关节　　　E. 指关节

22. 马德隆畸形的形成原因是（　　　）

A. 桡骨远端内侧骨骺发育障碍

B. 桡骨远端外侧骨骺发育障碍

C. 桡骨近端骨骺发育障碍

D. 尺骨远端内侧骨骺发育障碍

E. 尺骨远端外侧骨骺发育障碍

23. 下列哪项不属于脊椎骨质疏松的 X 线表现（　　　）

A. 椎体骨质密度减低

B. 椎体结构粗糙疏松，骨小梁呈"栅栏状"

C. 椎体压缩呈楔状改变

D. Schmorl 结节

E. 椎体出现双凹征象

24. 以下为正常半月板 MRI 表现，但须除外（　　）

　　A. 矢状面和冠状面图像均显示为锐利的三角形

　　B. 矢状面主要显示半月板的前后角

　　C. 冠状面主要显示半月板的体部

　　D. T_1 和 T_2 加权图像均为均匀黑色低信号

　　E. T_1 和 T_2 加权图像均为均匀白色高信号

25. 股骨头骨骺缺血性坏死 X 线表现中，错误的一项是（　　）

　　A. 头 – 骺密度增高

　　B. 股骨头骨骺节裂

　　C. 髋关节间隙正常或增宽

　　D. 髋臼缘骨质破坏

　　E. 股骨头骨骺形态变小

五、多项选择题（在备选答案中有 2～5 个是正确的，将其全部选出并把标号写在题后的括号内，错选或漏选不给分。每题 1 分，共 15 分）

1. 下列哪些维生素对骨骼的生长有影响（　　）

　　A. 维生素 A　　　　　　B. 维生素 B　　　　　　C. 维生素 C

　　D. 维生素 D　　　　　　E. 维生素 K

2. 骨质软化症的 X 线表现为（　　）

　　A. 骨皮质变薄　　　　　B. 骨小梁变细　　　　　C. 骨轮廓增粗

　　D. 骨密度减低　　　　　E. 骨结构模糊

3. 先天性髋内翻包括下列哪些 X 线表现（　　）

　　A. 股骨颈变短、增宽　　B. 颈干角增大　　　　　C. 骨骺角变小

　　D. 骨骺板增宽　　　　　E. 股骨头位置下降

4. 符合骨斑点症临床 X 线表现的叙述包括（　　）

　　A. 为常染色体隐性遗传性骨病

　　B. 脊椎、肋骨为好发部位

　　C. 临床多无特殊症状和体征，多系偶然发现

D. 病灶常多发，呈两侧对称性分布

E. 可合并蜡泪样骨病和条纹状骨病

5. 骨折不愈合的 X 线征象包括 （　　　）

A. 骨折端骨质疏松

B. 骨折端周围无新生骨痂生长

C. 骨折断端吸收、萎缩、变细，局部硬化光滑

D. 骨折间隙显著增宽，假关节形成

E. 骨痂多但不能成桥跨越断端

6. 在 Salter – Harris 骨骺损伤五种类型中，预后较好的有 （　　　）

A. Ⅰ型　　　　　　　　B. Ⅱ型　　　　　　　　C. Ⅲ型

D. Ⅳ型　　　　　　　　E. Ⅴ型

7. 有关急性化脓性骨髓炎的说法，正确的有 （　　　）

A. 好发于长骨干骺端　　B. 全身中毒症状明显　　C. 骨质破坏边缘清楚

D. 骨质增生显著　　　　E. 治疗不及时和不彻底，易转变为慢性骨髓炎

8. 符合骨软骨瘤 X 线表现的有 （　　　）

A. 干骺端背向关节生长的骨性突起

B. 肿瘤随骨骺生长而逐渐移至骨干

C. 肿瘤的骨皮质与骨干皮质相连续

D. 瘤体顶端常可见钙化斑

E. 邻近正常骨骼有时可受压迫而致变形

9. 骨巨细胞瘤常见发生的部位是 （　　　）

A. 股骨下端　　　　　　B. 胫骨上端　　　　　　C. 肱骨下端

D. 桡骨下端　　　　　　E. 腓骨下端

10. 股骨颈骨折常见的并发症包括 （　　　）

A. 骨折不愈合　　　　　B. 骨化性肌炎　　　　　C. 股骨头缺血性坏死

D. 化脓性骨髓炎　　　　E. 创伤性关节炎

11. 多发性骨髓瘤的 X 线表现特点，下述哪些项正确 （　　　）

A. 常累及含红骨髓的骨骼

B. 病灶常多发

C. 通常有广泛骨质疏松

D. 骨质破坏呈穿凿样、鼠咬状等多种形态

E. 常伴有骨膜增生反应

12. 符合椎体骺板缺血性坏死的 X 线表现有 （　　　）

A. 椎体骨骺出现迟缓并呈疏松、分节或密度增高

B. 正常骺板与椎体间的透明线不规则增宽

C. 椎体呈前宽后窄的楔状变形，椎体前部上、下缘"阶梯样"改变

D. 脊柱失去正常生理弯曲而呈圆驼状后凸

E. 椎体塌陷变扁，前后径变长呈"钱币样"

13. 下列哪些疾病可采用经皮椎体成形术治疗（　　）

A. 骨质疏松伴椎体压缩性骨折

B. 广泛椎体转移瘤致骨质破坏

C. 无症状的椎体骨质疏松

D. 孤立性骨髓瘤

E. 椎体血管瘤

14. 类风湿关节炎的 X 线表现有（　　）

A. 关节周围软组织梭形肿胀

B. 关节间隙早期增宽、晚期变窄

C. 关节持重面骨质破坏

D. 关节脱位或半脱位

E. 晚期四肢肌肉萎缩

15. 强直性脊柱炎侵犯骶髂关节的特点，下述哪些项正确（　　）

A. 多为双侧对称

B. 多从关节上 1/3 开始

C. 多从关节下 2/3 开始

D. 关节变化主要在髂骨侧

E. 关节变化主要在骶骨侧

六、问答题（每题 10 分，共 20 分）

1. 简述骨肉瘤的基本 X 线表现。

2. 简述半月板损伤的 MRI 分级及表现。

参 考 答 案

一、名词解释

1. 在成人髋关节正位片上，沿闭孔上缘和股骨颈内下缘画一弧形连线，正常该线为光滑弧形连线，称为 Shenton 线。若 Shenton 线不连续，提示髋关节脱位及股骨颈移位性骨折。

2. 当短骨结核者发生骨质破坏时，髓腔内可见多个小囊状透光区，骨干膨大，皮质变薄，称为骨气臌。

3. 是肿瘤生长突破骨皮质时，其附近的骨膜增生特别迅速而形成三角形，肿瘤向外突破时，三角形的骨膜底部被肿瘤破坏，显示为底部边缘模糊的"袖口征"，称 Codman 三角。

4. 由于髓核穿透椎体的软骨板向椎体内脱出，在椎体骨质内逐渐形成一圆形或半圆形凹陷性缺损，缺损周围可见增白的骨质硬化环影，这种改变称为 Schmorl 结节。

5. 股骨头缺血性坏死在 T_2 加权像中于线样低信号带的内侧可见一高信号的线状影，此称之为"双线征"。

二、填空题

1. 骨骺板　骨膜

2. 纤维环　髓核　软骨板

3. 尺骨上段　桡骨头

4. 囊状膨胀性改变　毛玻璃样改变　丝瓜瓤状改变　虫蚀样改变

5. 骶髂关节

6. 边缘型　中央型　附件型

7. Meyerding

8. 地方性　职业性

9. 普通扫描法　增强扫描法

三、是非判断题

1. ×　2. √　3. ×　4. ×　5. ×　6. ×　7. √　8. √　9. √　10. ×

四、单项选择题

1. D　2. A　3. D　4. E　5. D　6. D　7. C　8. C　9. A　10. B　11. C　12. B

13. D　14. B　15. D　16. C　17. E　18. E　19. B　20. A　21. E　22. A

23. D　24. E　25. D

五、多项选择题

1. ACD 2. ABDE 3. ADE 4. CDE 5. BCD 6. AB 7. ABE 8. ABCDE 9. ABD
10. ACE 11. ABCD 12. ABCD 13. ADE 14. ABDE 15. ACD

六、问答题

1. 答：骨肉瘤的基本 X 线表现有以下几点：①肿瘤骨：是诊断骨肉瘤的重要征象，表现为毛玻璃状肿瘤骨、斑片状象牙质样肿瘤骨和针状肿瘤骨。②骨质破坏：是肿瘤组织破坏正常骨质的相关征象，依其发展程度不同可表现为筛孔状骨质破坏、虫蚀状骨质破坏及大片状溶骨性破坏。③骨膜增生反应：可表现为平行线状、分层状及"袖口征"样骨膜反应。④软组织肿块：由肿瘤向外突破至软组织所形成，呈局限性，边缘清楚，有时伴有软组织水肿的弥漫性肿胀，其密度较周围软组织高，肿块内有时可见肿瘤骨形成。⑤瘤软骨钙化：表现为肿瘤内小环形钙化，可融合成团。⑥软骨破坏：肿瘤发展可侵犯骨骺板及关节软骨；X 线可见先期钙化带消失，骨骺骨质破坏及有肿瘤骨形成。⑦并发症：常于破坏区发生病理性骨折，晚期发生血行转移。

2. 答：根据半月板形态、上下关节面的光滑程度和内部信号等特征，在 MRI 图像上将半月板损伤分为三级：Ⅰ级（退变早期）：半月板形态正常，表面光滑，内部出现不与半月板关节面相接触的灶性小片状、点状高信号区，范围小于半月板断面的1/2。Ⅱ级（退变晚期）：半月板形态正常，表面光滑，内部表现为水平走行的线性高信号，可延伸至半月板的关节囊缘，范围大于半月板断面的1/2，但未达到半月板的关节面边缘。Ⅲ级（撕裂期）：半月板内部出现纵形、横形、斜形或放射状的高信号并达到半月板的关节面边缘，半月板表面不连续，可破碎成多块并向关节腔内移位，结构部分或全部消失；半月板信号增高与退变区黏多糖成分增加、撕裂后关节液浸入有关。

模拟测试题（三）

一、名词解释 （每题 2 分，共 10 分）

1. 骨质疏松症
2. Albright 综合征
3. 迟缓愈合
4. 骨片陷落征
5. 经皮椎体成形术

二、填空题 （每空 1 分，共 20 分）

1. 骨的骨化包括_____、_____和_____三种方式。
2. 股骨颈骨折常见的并发症是_____、_____及_____。
3. Galeazzi 骨折是指_____骨折合并_____脱位。
4. 关节结核是一种常见的慢性关节疾病，可分为_____和_____。
5. 骨样骨瘤主要由_____及_____两部分组成。
6. 骨化性肌炎常分为_____和_____两大类型。
7. 椎管狭窄分为_____、_____和_____三种类型。
8. 甲状旁腺功能亢进症的特征性 X 线表现是_____。
9. 大多数骨肿瘤在 T_1 加权像呈_____，而在 T_2 加权像呈不同程度的_____。

三、是非判断题 （每空 1 分，共 10 分）

1. 四肢骨端看到生长障碍线，通常提示骨矿物质代谢出现异常。（　　）
2. 骨与关节畸形中，足部畸形最多见，其中以马蹄内翻足最常见。（　　）
3. 正常骨膜在 X 线片上表现为与骨干平行的线状阴影。（　　）
4. 前列腺癌的骨转移中，以成骨型改变最多见。（　　）
5. 所有骨髓瘤患者尿中本 – 周蛋白皆呈阳性。（　　）
6. 骨折线均表现为形态多样、边界清晰锐利的透亮裂隙影。（　　）
7. 退行性骨关节病多发生于关节的承重部位，通常为多个关节受累。（　　）
8. 巨人症多发生在骨骺闭合之后。（　　）
9. 软骨肉瘤恶性度越高，钙化越不规则，钙化斑密度越低。（　　）
10. "双线征"是股骨头缺血性坏死的特征性改变。（　　）

四、单项选择题（在备选答案中选择 1 个最佳答案，并把标号写在题后的括号内，每题 1 分，共 25 分）

1. 骨的发育开始于（   ）
   A. 出生后　　　　　　B. 胚胎期　　　　　　C. 幼儿期
   D. 儿童期　　　　　　E. 青春期

2. 属混合型成骨的骨骼是（   ）
   A. 四肢骨　　　　　　B. 脊椎骨　　　　　　C. 锁骨
   D. 颅顶骨　　　　　　E. 听小骨

3. 下列疾病见不到假骨折线的是（   ）
   A. 佝偻病　　　　　　B. 骨软化症　　　　　C. 畸形性骨炎
   D. 氟骨症　　　　　　E. 成骨不全

4. 关于移行椎，说法错误的是（   ）
   A. 为脊柱发育异常中最常见的畸形
   B. 由间叶性原椎分节不全或分节过多造成
   C. 腰椎骶化为移行椎最常见的一种类型
   D. 一般都有临床症状
   E. 移行椎的整个脊椎总数不变

5. 有关椎弓崩裂的诊断知识，错误的是（   ）
   A. 最多发生于第五腰椎　　B. 常为双侧性　　　C. 椎弓根显示带状裂隙
   D. 常合并有椎体滑脱　　　E. 侧位片显示最清楚

6. 正常提携角范围在（   ）
   A. 20°～35°　　　　　　B. 83°～85°　　　　　C. 110°～140°
   D. 20°～46°　　　　　　E. 5°～20°

7. 先天性髋内翻有如下 X 线表现，除外（   ）
   A. 髋臼变浅呈碟形或三角形，髋臼角减小
   B. 股骨头骨骺位于 Perkin 方格的外上象限内
   C. 股骨头骨骺变小，外形不规整
   D. 患侧骨盆发育小，骨盆向健侧倾斜
   E. 股骨颈缩短，股骨干细小

8. 下列软骨发育不全的 X 线表现中，哪项应除外（   ）
   A. 四肢长管骨变短和弯曲，骨皮质增厚
   B. 干骺端变宽，呈不规则的"喇叭口"状
   C. 腰椎椎弓根距离从上至下逐渐变大

D. 脊椎前缘可呈楔形或"弹头状"

E. 髋臼变平，小骨盆腔横径变长，呈"香槟酒杯"状

9. 下述局限性骨化性肌炎的 CT 表现，哪项不正确（　　　）

    A. 对病变定位比 X 线平片更准确

    B. 可发现 X 线平片不能显示的软组织内高密度影

    C. 病灶中心区域密度最高

    D. 病灶外围区域密度最高

    E. 病灶中心区域密度最低

10. 蜡泪样骨病可有如下 X 线表现，除外（　　　）

    A. 好发于四肢管状骨，下肢较上肢多见

    B. 根据骨质增生分布部位可分为单骨、多骨和单肢三型

    C. 病变与正常骨组织之间有明确分界

    D. 双侧肢体发病较单侧肢体多见

    E. 关节多不受影响

11. Monteggia 骨折是指（　　　）

    A. 桡骨上 1/3 骨折合并桡骨头脱位

    B. 桡骨下 1/3 骨折合并下尺桡关节脱位

    C. 尺骨上 1/3 骨折合并桡骨头脱位

    D. 尺骨上 1/3 骨折合并下尺桡关节脱位

    E. 尺骨下 1/3 骨折合并桡骨头脱位

12. 有关跟骨骨折的知识，下述观点哪项不恰当（　　　）

    A. 为足部跗骨中较多见的骨折

    B. 常与脊椎骨折同时发生

    C. X 线检查常规摄正侧位片

    D. 跟骨结节角可减小

    E. 涉及关节的骨折易导致创伤性关节炎

13. 椎体骨折的 X 线诊断，下述观点哪项不对（　　　）

    A. 椎体压缩骨折最常见

    B. 骨折多发生在脊椎活动范围较大的部位

    C. 压缩骨折只发生于单一椎体

    D. 侧位片表现为椎体楔状变形

    E. 严重者表现为椎体爆裂骨折

14. 急性化脓性骨髓炎发病 2 周内可见（　　　）

A. 骨膜反应　　　　　B. 骨小梁模糊消失　　　C. 死骨形成

D. 骨骼无明显改变　　E. 新生骨形成

15. 脊椎结核的 X 线平片所见，错误的是（　　）

A. 相邻椎体破坏　　　B. 脊柱后凸畸形　　　C. 椎旁脓肿形成

D. 椎间隙狭窄或消失　E. 脊柱呈"竹节样"改变

16. 儿童化脓性骨髓炎的脓肿不易进入关节腔的原因是（　　）

A. 儿童的关节对化脓性炎症有较强的抵抗力

B. 干骺端骨骺板起屏障作用

C. 关节囊对关节腔具有保护作用

D. 脓肿容易局限和吸收

E. 脓肿易向软组织破溃

17. 哪项不是孤立性内生软骨瘤的 X 线表现（　　）

A. 短骨囊状膨胀性改变

B. 骨皮质变薄，边界清楚

C. 其内可见无结构、砂粒状钙化

D. 可见软组织肿块

E. 一般无骨膜增生

18. 成骨肉瘤的主要 X 线征象是（　　）

A. 骨质破坏　　　　　B. 骨膜增生　　　　　C. 软组织肿块

D. 肿瘤骨形成　　　　E. 钙化

19. 关于溶骨型骨转移瘤的 X 线表现，不恰当的叙述是（　　）

A. 病变呈虫蚀状破坏，边缘不规则，无硬化边缘

B. 病灶常多发，范围大小不等

C. 骨质破坏与正常骨组织有明显分界

D. 除病理性骨折外，很少有骨膜反应

E. 一般无软组织肿块

20. 关节退行性变的主要病理改变是（　　）

A. 关节滑膜充血、水肿　B. 关节囊肥厚　　　C. 骨质肥大

D. 关节软骨变性、坏死及溶解　　　　　　　　E. 关节周围韧带骨化

21. 髂骨致密性骨炎的 X 线表现，下述何者不正确（　　）

A. 常累及髂骨耳状面

B. 硬化区呈三角形、新月状或梨形

C. 骨质增生硬化呈均匀一致性，骨小梁结构不清

D. 普遍累及骶髂关节

E. 硬化区大小不一，大者可累及耳状面中、下 2/3

22. 下列哪项不是强直性脊柱炎的骶髂关节改变特征（　　）

A. 80%以上病例为双侧对称性侵犯骶髂关节

B. 骶髂关节改变多由上 1/3 开始

C. 骨硬化期，关节面骨硬化以髂骨侧为显著

D. 骶髂关节间隙消失

E. 骶骨间韧带可发生钙化及骨化

23. 正常脂肪的 MRI 信号特点为（　　）

A. 长 T_1、长 T_2　　　　B. 短 T_1、短 T_2　　　　C. 长 T_1、短 T_2

D. 短 T_1、长 T_2　　　　E. 短 T_1、中等 T_2

24. 半月板Ⅱ度撕裂的 MRI 表现是（　　）

A. 半月板内点状高信号

B. 半月板内小结节状高信号

C. 半月板内水平走向的线样高信号，未达半月板关节面

D. 半月板内复杂形态的高信号，未达半月板关节面

E. 半月板内线状或复杂形态的高信号并延伸至半月板关节面

25. 关于脊柱结核的 MRI 诊断，请指出错误的一项（　　）

A. 多累及 2 个以上的椎体

B. 椎间盘信号无改变

C. 骨质破坏大多呈长 T_1WI、长 T_2WI 信号改变

D. 椎旁软组织肿胀，轮廓模糊

E. 注射 Gd–DTPA 后，受累椎体及脓肿周边有异常对比强化

五、多项选择题（在备选答案中有 2～5 个是正确的，将其全部选出并把标号写在题后的括号内，错选或漏选不给分。每题 1 分，共 15 分）

1. 血清钙、磷含量乘积若低于 35，应考虑下列哪些疾病（　　）

A. 骨质疏松症　　　　B. 骨质软化症　　　　C. 佝偻病

D. 退行性骨关节病　　E. 骨髓瘤

2. 诊断先天性髋臼形成不全时，常借助下列哪些测量指标（　　）

A. 骨骺角　　　　B. 髋臼角　　　　C. 颈干角

D. CE 角　　　　E. 前倾角

3. 发生于长管状骨成骨不全的 X 线表现，下列描述哪些是正确的（　　）

A. 根据肢体畸形不同分为粗短型和细长型两种类型

B. 细长型表现为骨干显著变细且弯曲畸形，常发生多处骨折

C. 粗短型发病较迟且病变较轻

D. 发生骨折后折端不能形成骨痂

E. 部分病例骨内可出现囊样变

4. 符合软骨发育不全临床表现的有（　　　）

A. 短躯干型侏儒　　　　　　B. 三叉手　　　　　　　　C. 扁平足

D. 锥形齿　　　　　　　　　E. 髋内翻

5. 在 Salter – Harris 骨骺损伤分型中，属于关节内损伤的有（　　　）

A. Ⅰ型　　　　　　　　　　B. Ⅱ型　　　　　　　　　C. Ⅲ型

D. Ⅳ型　　　　　　　　　　E. Ⅴ型

6. 痛风性关节炎 X 线改变包括（　　　）

A. 第一跖趾关节最先受累

B. 早期仅表现为软组织肿胀

C. 骨质破坏呈穿凿样，边缘锐利

D. 骨破坏边缘可伴有骨刺形成

E. 伴有骨质疏松

7. 类风湿关节炎的 X 线表现有（　　　）

A. 关节周围软组织梭形肿胀

B. 关节间隙早期增宽、晚期变窄

C. 关节持重面骨质破坏

D. 关节脱位或半脱位

E. 晚期四肢肌肉萎缩

8. 下列哪些征象符合甲状旁腺功能减退症所继发的骨骼改变（　　　）

A. 颅骨内、外板增厚

B. 长骨干骺端带状密度增高

C. 长骨骨骺提前闭合

D. 指骨末节骨丛密度增高

E. 皮下软组织出现钙化

9. 佝偻病进展期 X 线改变包括（　　　）

A. 干骺端增宽，先期钙化带模糊或消失

B. 骨干骨质疏松

C. 有"毛刷状"或"杯口状"改变

D. 骨干弯曲变形

E. 骨骺与干骺端距离缩短

10. 与甲旁亢继发骨改变 X 线征象符合的有 （　　）

A. 牙颌骨硬板消失　　　　B. 指骨骨膜下骨质吸收　　　　C. 颅骨颗粒状骨质疏松

D. 肋骨棕色瘤　　　　　　E. 长骨干骺端增宽、凹陷并呈"毛刷状"边缘

11. 大骨节病 X 线分型包括 （　　）

A. 干骺型　　　　　　　　B. 骨干型　　　　　　　　C. 干骺 – 骨骺型

D. 骨关节型　　　　　　　E. 骨端型

12. 下列哪些属于颗粒性栓塞剂 （　　）

A. 聚乙烯醇　　　　　　　B. 超液化碘油　　　　　　C. 弹簧钢圈

D. 明胶海绵　　　　　　　E. 栓塞微粒球

13. 椎间盘突出症的 MRI 表现包括 （　　）

A. 矢状面 T_2 加权像椎间盘信号减低

B. 矢状面 T_1 加权像椎间盘呈球状、舌状向后方或侧后方突出

C. 横断面上椎体后缘见扁圆形或三角形的椎间盘突出影

D. 硬脊膜外脂肪受压、移位或消失

E. 椎管内有时可见游离的椎间盘影

14. 符合动脉瘤样骨囊肿 CT 表现特点的有 （　　）

A. 囊状膨胀性病变伴薄层的高密度硬化骨壳

B. 可见骨性分隔

C. 伴有钙化出现

D. 显示液 – 液平面

E. 增强后病灶显著强化

15. 恶性骨巨细胞瘤 CT 征象包括 （　　）

A. 病变边界模糊不清

B. 软组织肿块

C. 骨包壳大部分中断、破坏

D. 显示液 – 液平面

E. 出现骨膜反应

六、问答题 （每题 10 分，共 20 分）

1. 化脓性骨髓炎与尤文肉瘤如何鉴别？

2. 简述股骨头缺血性坏死 MRI 检查的优势及其表现。

参考答案

一、名词解释

1. 是指由于各种原因导致骨的有机成分和无机成分减少，造成骨微结构退化，引起骨的脆性增加和骨折危险性增加的病变。

2. 是指骨纤维异常增殖症合并皮肤色素沉着和性早熟。

3. 骨折超过正常愈合时间仍未愈合者称之为迟缓愈合。

4. 孤立性骨囊肿发生时，较薄的骨皮质碎片落入骨囊肿内，此称之为骨片陷落征。

5. 是指经皮通过椎弓根等部位向椎体内注入骨水泥等物质以达到增加椎体强度和稳定性、防止塌陷、消除或缓解疼痛等治疗目的的微创介入技术。

二、填空题

1. 软骨内化骨 膜内化骨 混合型化骨

2. 骨折不愈合 股骨头缺血性坏死 创伤性关节炎

3. 桡骨下段 下尺桡关节

4. 滑膜型关节结核 骨型关节结核

5. 瘤巢 周围骨质增生硬化

6. 局限性骨化性肌炎 进行性骨化性肌炎

7. 先天性椎管狭窄 后天性椎管狭窄 混合性椎管狭窄

8. 骨膜下骨吸收

9. 低信号 高信号

三、是非判断题

1. × 2. √ 3. × 4. √ 5. × 6. × 7. × 8. × 9. √ 10. √

四、单项选择题

1. B 2. C 3. D 4. D 5. E 6. E 7. A 8. C 9. C 10. D 11. C 12. C

13. C 14. D 15. E 16. B 17. D 18. D 19. D 20. D 21. D 22. B

23. E 24. C 25. B

五、多项选择题

1. BC 2. BD 3. ABE 4. BCDE 5. CD 6. ABCD 7. ABDE 8. ABCD

9. ABCD 10. ABCDE 11. ACDE 12. ADE 13. ABCDE 14. ABDE 15. ABCE

六、问答题

1. 答：（1）部位：骨髓炎好发于干骺端，尤文肉瘤好发于骨干。（2）骨质破坏特点：骨髓炎骨皮质与髓腔同时破坏，无膨胀，中晚期破坏周围可见明显骨质增生硬化改变；尤文肉瘤病变自内向外破坏，皮质变薄、消失，骨髓腔呈轻度梭形膨胀，病变周围一般无增生硬化。（3）死骨：骨髓炎可有块状或长条状死骨形成，尤文肉瘤无死骨形成。（4）骨膜反应：骨髓炎骨膜反应常较广泛，多呈层状或花边状；尤文肉瘤骨膜反应较局限，常呈葱皮状或放射状改变。（5）软组织改变：骨髓炎周围软组织常呈弥漫性肿胀；尤文肉瘤常有软组织肿块形成。（6）转移：骨髓炎无转移，尤文肉瘤常发生肺部或骨转移。（7）抗炎治疗：骨髓炎有效，尤文肉瘤无效。（8）放射治疗：骨髓炎无效，尤文肉瘤较敏感。

2. 答：MRI 敏感性优于 CT 及 X 线检查，能在骨质塌陷及修复以前反映出骨髓细胞的变化，应作为早期诊断股骨头坏死的主要检查手段。（1）Ⅰ期：为早期改变，表现为股骨头骨髓水肿，可见 T_1WI 为低信号，T_2WI 和敏感 STIR 序列为高信号。（2）Ⅱ期：股骨头不变形，关节间隙正常，股骨头负重区显示局限性斑点状、小囊状或线样低信号；T_2WI 上出现"双线征"，即内侧为线状高信号，代表充血和（或）新生肉芽组织，外侧为线样低信号，为反应性硬化边缘。（3）Ⅲ期：股骨头变形，软骨下骨折、塌陷，关节间隙尚正常，T_1WI 呈带状低信号；T_2WI 呈高低不等的混杂信号，反映关节积液进入软骨下骨折线的裂隙；（4）Ⅳ期：关节软骨被完全破坏，关节间隙变窄，股骨头显著塌陷变形，髋臼出现硬化、囊性变及边缘骨赘等非特异性继发性骨关节炎病变。

参 考 文 献

[1] 李欣，张彦主编. 骨伤科X线诊断学. 北京：人民卫生出版社，2001.

[2] 黄耀华，黄勇主编. 骨伤科X线诊断学配套习题集. 北京：中国医药科技出版社，2005.

[3] 尹志伟主编. 骨伤科影像学. 北京：人民卫生出版社，2012.

[4] 尹志伟，侯键主编. 骨伤科影像学. 北京：中国中医药出版社，2016.

[5] 龚洪翰，肖香佐，姜建，李致勋主编. 医学影像学试题库. 北京：人民卫生出版社，2007.

[6] 黄耀华编著. 骨关节创伤X线诊断图谱. 第3版. 北京：人民卫生出版社，2012.

[7] 黄耀华编著. 实用骨关节影像诊断图谱. 北京：中国医药科技出版社，2010.

[8] 王云钊，兰宝森主编. 骨关节影像学. 北京：科学出版社，2002.

[9] 黄耀华主编. 髋关节影像诊断学. 北京：人民卫生出版社，2009.

[10] 王亦璁，孟继懋，郭子恒主编. 骨与关节损伤. 北京：人民卫生出版社，1990.

[11] 祁吉，杨仁杰主编. 医学影像学辞典. 北京：北京科学技术出版社，1999.

[12] 郭爱挺，边军，江景芝主编. 影像诊断学考试题库. 北京：北京科学技术出版社，2003.

[13] 江浩主编. 骨与关节MRI. 上海：上海科学技术出版社，1999.

[14] 李景学，孙鼎元编著. 骨关节X线诊断学. 北京：人民卫生出版社，1982.

[15] 曹来宾主编. 骨与关节X线诊断学. 济南：山东科学技术出版社，1991.

[16] 路大鹏，刘玉山主编. 影像学应试习题集. 北京：中国医药科技出版社，2004.

[17] 高元桂主编. 磁共振成像诊断学. 北京：人民军医出版社，1993.

[18] 王玉凯主编. 骨肿瘤X线诊断学. 北京：人民卫生出版社，1995.

[19] 王亦璁，孟继懋，郭子恒主编. 骨与关节损伤. 北京：人民卫生出版社，1990.